Aprendiendo de las drogas

Usos, abusos, miedos y desafíos

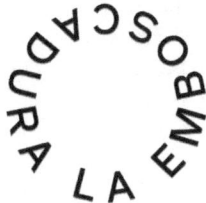

© Antonio Escohotado, 1995.
© La Emboscadura Editorial, 2018.

Edición: Jorge Escohotado Álvarez de Lorenzana
Maquetación: Pedro Criado
Diseño de portada: Kike Salvo
Imagen: *Retrato de Paracelso* , por Rubens.

ISBN: 9781792719721
Impreso en España – *Printed in Spain*

La Emboscadura Editorial S.L.
Calle Azcona 20
28028 Madrid
www.laemboscadura.com
Ponemos a disposición de los lectores la dirección info@laembuscadura.com para recibir cualquier sugerencia que contribuya al proceso de edición contínua de la obra.

No se permite la reproducción total o parcial de este libro, ni su incorporación a un sistema informático, ni su transmisión en cualquier forma o por cualquier medio, sea éste electrónico, mecánico, por fotocopia, por grabación u otros métodos, sin el permiso previo y por escrito de los titulares del *copyright*. La infracción de los derechos mencionados puede ser constitutiva de delito contra la propiedad intelectual (Arts. 270 y ss. del Código Penal español).

Cualquier forma de reproducción, distribución, comunicación pública o transformación de esta obra solo puede ser realizada con la autorización de sus titulares, salvo excepción prevista por la ley. Diríjase a CEDRO (Centro Español de Derechos Reprográficos) si necesita fotocopiar o escanear algún fragmento de esta obra (www.conlicencia.com; 91 702 19 70 / 93 272 04 45).

Antonio Escohotado

Aprendiendo de las drogas

Usos, abusos, miedos y desafíos

Índice

Prólogo 13

1.- Generalidades 17
   I. Variables del asunto.................................... 17
      1. Toxicidad... 18
      2. Marco cultural...................................... 20
      3. Los principales empleos 23
   II. La dependencia 25
      1. Qué es «droga» 27

2.- Fármacos de paz 31
   I. Los opiáceos naturales................................ 34
      1. Opio... 34
         Posología..36
         Efectos subjetivos...................................39
         Principales usos....................................41
      2. Morfina 44
         Posología..44
         Efectos subjetivos...................................46
         Principales usos....................................47
      3. Codeína 49
         Posología..49
         Efectos subjetivos...................................50
      4. Heroína... 51
         Posología..51
         Efectos subjetivos...................................53
         Principales usos....................................55

II. Los otros fármacos de paz 63
  1. Sucedáneos sintéticos del opio 65
    a) Metadona 66
      Posología 66
      Efectos subjetivos 67
      Principales usos 68
    b) Buprenorfina 69
    c) Pentazocina 70
  2. Tranquilizantes «mayores» (o neurolépticos) 71
    Posología 71
    Efectos subjetivos 72
    Principales usos 74
  3. Tranquilizantes «menores» 75
    a) Las benzodiacepinas en particular 77
      Posología 77
      Efectos subjetivos 79
      Principales usos 81
  4. Somníferos 82
    Posología 83
    Efectos subjetivos 84
    Principales usos 85
  5. Los grandes narcóticos. 86
    a) Cloroformo 87
    b) Éter 88
    c) Gas de la risa y fentanilos 90
  6. Vinos y licores 92

3.- Fármacos de energía 97
I. Los estimulantes vegetales 99
  1. Café 101
  2. Coca 103
II. En el plano químico 105
  1. Cocaína 105
    Posología 105
    Efectos subjetivos 108
    Principales usos 111

    2. Crack 114
    3. Anfetaminas 119
        Posología 119
        Efectos subjetivos 120
        Principales usos 121
    4. Cafeína 123
        Posología 124
        Efectos subjetivos 125
        Principales usos 125
    5. Estimulantes de acción muy lenta 126

4.- Fármacos visionarios 129
  I. Visionarios y alucinógenos 132
  II. Sustancias de potencia leve o media 136
    1. La psiquedelia sintética. 136
      a) MDMA o éxtasis 137
        Posología 137
        Efectos subjetivos 140
        Principales usos 143
    2. Derivados del cáñamo 145
    3. Marihuana 146
        Posología 147
        Efectos subjetivos 149
        Principales usos 151
      a) Marihuana de interiores. 153
    4. Haschisch. 155
        Posología 157
        Efectos subjetivos 159
        Principales usos 161
  III. Sustancias de alta potencia 164
    1. Mescalina. 165
        Posología 165
        Efectos subjetivos 167
        Principales usos 168

    2. LSD 171
        Posología 171
        Efectos subjetivos 173
        Principales usos 175
    3. Ergina 178
        Posología 179
        Efectos subjetivos 180
        Principales usos 181
    4. Hongos psilocibios y sus alcaloides 182
        Posología 182
        Efectos subjetivos 183
        Principales usos 185
    5. Ayahuasca, iboga, kawa 186
    6. Fármacos recientes 189

Epílogo 201

«De la piel para dentro empieza mi exclusiva jurisdicción. Elijo yo aquello que puede o no cruzar esa frontera. Soy un estado soberano, y las lindes de mi piel me resultan mucho más sagradas que los confines políticos de cualquier país».

ANÓNIMO CONTEMPORÁNEO.

Prólogo

Los trabajos que acabaron publicados como *Historia general de las drogas* incluían originalmente tres partes: los fenómenos mismos o drogas, los hechos relativos a ellas en diferentes tiempos y lugares, y las razones atribuibles a tales hechos. Inmerso ya en la tarea, vi que los hechos y las razones podían (o debían) ir a la par, con lo cual sólo quedaba en el tintero la parte «fenomenológica» —una descripción sustancia a sustancia— del esquema inicial.

Razones exclusivamente editoriales hicieron que esta última parte fuese publicada por separado (primero en tapa dura por Mondadori, luego por Anagrama en formato de bolsillo), y aprovecho la oportunidad que me brinda Espasa para presentar la obra entera. A diferencia de las páginas precedentes, que referencian cada dato, y en alguna ocasión querrían profundizar sobre conceptos generales —acerca de la cultura, la religión, o el orden político—, las páginas que siguen carecen de notas al pie, y están presididas por un afán de sencillez y practicidad, abiertas a cualquiera que pueda leer un periódico.

En efecto, su meta es proporcionar una especie de vademécum doméstico, que permita al interesado informarse con algún detalle sobre posología, efectos y uso de los principales fármacos —lícitos e ilícitos— descubiertos por la humanidad, complementando así las peripecias históricas vinculadas a cada uno. El lector puede preguntarse por qué y cómo un profesor de sociología (ahora) y de metafísica y derecho (antes) se decide a abordar una materia en principio reservada a médicos, o a sujetos que mejor estarían sometidos a un tratamiento de desintoxicación. Pero el tema de la filosofía propiamente dicha, inmodificado desde los orígenes, es la relación entre ser y pensamiento —o entre realidad e intelecto—, misterio inagotable que cada época vuelve a plantearse con renovado entusiasmo. Hace más de un cuarto de siglo, cuando terminaba los estudios de licenciatura, alguien me consiguió unas píldoras de LSD 25 (sustancia legal entonces), que venían precedidas por la fama de abrir dimensiones no usadas del psiquismo. Probé —con una mezcla de miedo y viva curiosidad—, para comprobar que, efectivamente, planteaba un universo de cuestiones al entendimiento rutinario.

Me decidí entonces a tratar de *conocer* por ese medio, usando la modificación química de la conciencia como una ventana a lo interno y lo externo. En 1964, cuando tomaba tales decisiones, no había en España la menor alarma ante asuntos de «toxicomanía»; las boticas dispensaban libremente una amplia gama de drogas psicoactivas, pequeños círculos ofrecían las ya estigmatizadas, y no planteó problema experimentar con dosis altas, medias y pequeñas de varias entre las sustancias consideradas interesantes, así como con diversas combinaciones.

Hacia una década más tarde empezaba la era del sucedáneo, agravada al ritmo en que iba persiguiéndose y extendiéndose el consumo de drogas ilícitas. Con los sucedáneos cristalizaron también roles y mitos adecuados a cada droga, inéditos hasta entonces en gran parte de Europa, mientras la proporción de intoxicaciones mortales iba elevándose al cubo. Luego aparecerían los primeros sustitutos del quimismo prohibido, que se llamaron genéricamente drogas de diseño (*designer drugs*), pues su punto de partida había sido imitar originales progresivamente caros y difíciles de conseguir.

Experimenté también con esos sucedáneos, siguiendo la pauta originalmente trazada (investigar las sustancias psicoactivas como fuente de conocimiento), que se extendió luego a medida que la experiencia iba rindiendo sus frutos. Para ser exactos, he continuado haciéndolo hasta el presente. Con el paso de las décadas, se me hizo manifiesto que la diferencia entre toxicómanos y toxicólogos, ignorantes maníacos y personas razonables, dependía de asumir la libertad y la belleza como desafíos *éticos*. Ignoro si esa actitud, o la confianza en la automedicación de ella resultante, explican que goce aún de buena salud. Llevo treinta años sin acudir a consulta alguna ni llamar al médico de cabecera, con el mismo peso, y sin trastornos que *exijan* usar drogas psicoactivas. Las que empleo —salvo el tabaco, un vicio adquirido en la adolescencia, cuando nadie lo llamaba droga— obedecen a un acuerdo de voluntad e intelecto, que unas veces pide fiesta, otras concentración laboral y otras reparador descanso.

Hoyo de Manzanares, agosto de 1998.

1

Generalidades

I. Variables del asunto

Las cosas que entran en nuestro cuerpo por cualquier vía —oral, epidérmica, venosa, rectal, intramuscular, subcutánea— pueden ser asimiladas, y convertidas en materia para nuevas células, aunque pueden también resistir esa asimilación inmediata.

Las que se asimilan de modo inmediato merecen el nombre de *alimentos*, pues gracias a ellas renovamos y conservamos nuestra condición orgánica. Entre las que no se asimilan inmediatamente cabe distinguir dos tipos básicos: *a)* aquellas que —como el cobre o la mayoría de los plásticos, por ejemplo— son expulsadas intactas, sin ejercer ningún efecto sobre la masa corporal o el estado de ánimo; *b)* aquellas que provocan una intensa reacción.

Este segundo tipo de cosas comprende las drogas en general, que afectan de modo notable aunque absorbamos cantidades ínfimas, en comparación con las cantidades de alimentos ingeridas cada día. Hoy, cuando empiezan a conocerse los complejos procesos biológicos, la actividad extraordinaria de este tipo de cosas sugiere que están ligadas a equilibrios básicos en los organismos. Normalmente, no afectan por ser cosas de fuera, sino por parecerse como gotas de agua a cosas de muy adentro.

Pero dentro de este tipo de sustancias es preciso distinguir entre compuestos que afectan somáticamente (como la cortisona, las sulfamidas o la penicilina) y los que afectan no sólo somática sino también sentimentalmente. Estos últimos —que parecieron milagrosos a todas las culturas antiguas— son en su mayoría parientes carnales de las sustancias que trasladan mensajes en el sistema nervioso (los llamados neurotransmisores), o antagonistas suyos, y reciben el nombre vulgar de «drogas».

1. Toxicidad

Llámense drogas o medicamentos, estos compuestos pueden lesionar y matar en cantidades relativamente pequeñas. Como a una sustancia con tales características la llamamos «veneno», es propio de todas las drogas ser venenosas o tóxicas. La aspirina, por ejemplo, puede ser mortal para los adultos a partir de tres gramos, la quinina a partir de bastante menos y el cianuro de potasio desde una décima de gramo.

Sin embargo, lo tóxico o envenenador de una cosa no es nunca esa cosa abstractamente, sino ciertas proporciones de ella conforme a una medida (como el kilo de peso). De ahí, siguiendo con el ejemplo, la enorme utilidad que extraemos de la aspirina, la quinina y el cianuro, a pesar de sus peligros. La proporción que hay entre cantidad necesaria para obrar el efecto deseado (dosis activa media) y cantidad suficiente para cortar el hilo de la vida (dosis letal media) se denomina *margen de seguridad* en cada droga.

¿Cómo puede ser terapéutico un veneno? Fundamentalmente porque los organismos sufren muy distintos trastornos, y ante ellos el uso de tóxicos en dosis no letales puede ser la única, o la mejor, manera de provocar ciertas reacciones. Apenas hay, por eso, venenos de los que no se hayan obtenido valiosos remedios: el curare, la atropina, el ergot o la planta digital son casos bien conocidos de una lista interminable.

Dentro del margen de seguridad, el uso de tóxicos plantea fundamentalmente dos cuestiones, que son el coste de la ganancia y la capacidad del organismo para adaptarse a su estado de intoxicación. El *coste* depende de los efectos que se llaman secundarios o indeseados, tanto orgánicos como mentales. La capacidad del organismo para «hacerse» al intruso depende del llamado factor de tolerancia aparejado a cada compuesto.

La tolerancia y el coste psicofísico pueden prestarse a juicios algo subjetivos, comparados con la objetividad matemática del margen de seguridad. En efecto, aunque las diferencias individuales sean muy importantes, no puede decirse —sin mentir descaradamente— que el margen en la heroína sea inferior a 1 por 20, el de la LSD a 1 por 650 y el de la aspirina a 1 por 15. Al hablar del coste, en cambio, es posible y hasta habitual subrayar ciertos aspectos en detrimento de otros, presentando un lado del asunto como la totalidad. Así, por ejemplo, la medicina oficial ha negado durante décadas cualquier utilidad terapéutica a la cocaína debido a cuadros de hiperexcitación, insomnio y hasta lesiones cerebrales, mientras recetaba generosamente anfetaminas como tónicos, antidepresivos y anorexígenos (para combatir la obesidad), cuando las anfetaminas son estimulantes considerablemente más costosos que la cocaína a corto, medio y largo plazo.

Más clara aún es la tendenciosidad al hablar de tolerancia, que puede concebirse de modos diametralmente distintos; desde los orígenes hasta bien entrado el siglo xx, los farmacólogos entendían que «la familiaridad quita su aguijón al veneno», y que el más razonable uso de los tóxicos pasaba por un gradual acostumbramiento a ellos. A partir de las leyes represivas, en cambio, el factor de tolerancia no se entiende como capacidad de una droga para estar en contacto con el organismo sin graves efectos nocivos, sino como medida de su propensión al abuso, pues al ir haciéndose cada vez menos tóxica el sujeto tiende a ir consumiendo más cantidad para igualar el efecto.

Como siempre, el criterio sensato parece ser el del medio. Una droga a la que el sujeto puede irse familiarizando (con un factor de tolerancia alto, como el café o el alcohol), presenta muchos menos riesgos de intoxicación aguda que una droga con un factor de tolerancia bajo (como barbitúricos y otros somníferos), cuyo uso repetido no ensancha considerablemente el margen de seguridad. Al mismo tiempo, es cierto también que la posibilidad de ensanchar el margen mediante un empleo continuado induce a administrarse dosis crecientes para lograr la misma ebriedad, por lo cual el riesgo de intoxicación aguda se desliza hacia el riesgo de intoxicación crónica. Sin embargo, el uso crónico de ciertas drogas resulta mucho más nocivo —para el sistema nervioso, hígado, riñón, etc.— que el uso crónico de otras, y lo que finalmente queda en pie es que cada una presenta un sistema particular de ventajas e inconvenientes.

En todo caso, estos tres elementos —margen de seguridad, coste psicofísico y tolerancia— son los lados materiales o cuantificables del efecto producido por las drogas. Prestarles atención ayuda a plantear de modo objetivo ese efecto.

2. Marco cultural

Pero una droga no es sólo cierto compuesto con propiedades farmacológicas determinadas, sino algo que puede recibir cualidades de otro tipo. En el Perú de los incas, las hojas de coca eran un símbolo del Inca, reservado exclusivamente a la corte, que podía otorgarse como premio al siervo digno por alguna razón. En la Roma preimperial el libre uso del vino estaba reservado a los varones mayores de treinta años, y la costumbre admitía ejecutar a cualquier mujer u hombre joven descubierto en las proximidades de una bodega. En Rusia beber café fue durante medio siglo un crimen castigado con tortura y mutilación de las orejas. Fumar tabaco se condenó con excomunión de entre los católicos, y con desmembramiento en Turquía y Persia. Hasta la hierba mate que hoy beben en infusión los gauchos de la Pampa fue considerada brebaje diabólico, y sólo las misiones jesuitas del Paraguay —dedicadas al cultivo comercial de estos árboles— lograron convencer al mundo cristiano de que sus semillas no habían sido llevadas a América por Satán sino por santo Tomás, el más desconfiado de los primeros Apóstoles.

Naturalmente, los valores mantenidos por cada sociedad influyen en las ideas que se forman sobre las drogas. Durante la Edad Media europea, por ejemplo, los remedios favoritos eran momia pulverizada de Egipto y agua bendita, mientras hacia esos años las culturas centroamericanas consideraban vehículos divinos el peyote, la ayahuasca, el ololiuhqui y el teonanácatl, plantas de gran potencia visionaria que los primeros misioneros denunciaron como sucedáneos perversos de la Eucaristía. En general, puede decirse que los monoteísmos no han dudado a la hora de entrar en la dieta —farmacológica o alimenticia— de sus fieles, y que el paganismo nunca irrumpió en esta esfera.

Sin embargo, el influjo que ejerce la aceptación o rechazo de una droga sobre el modo de consumirla puede ser tan decisivo como sus propiedades farmacológicas. Así, mientras el café estuvo prohibido en Rusia resultaba frecuente que los usuarios lo bebieran por litros y entrasen en estados de gran excitación, lo cual hacía pensar a las autoridades que esa droga creaba un ansia irreprimible. Todavía más claro es el caso del opio en India y China durante el siglo XIX, pues un consumo muy superior por cabeza-año entre los indios (donde no estaba prohibido) produjo un número incomparablemente inferior de usuarios abusivos que entre los chinos (donde estaba castigado con pena de muerte). Ya en nuestro siglo, la influencia del régimen legal sobre el tipo de usuario y el tipo de administración se observa en el caso de la heroína; antes de empezar a controlarse (en 1925) era consumida de modo regular por personas de clase acomodada, casi siempre activas laboralmente, con una media de edad superior a la cincuentena y ajenas por completo a incidencias delictivas. Una década después empieza a ser consumida de modo regular por un grupo mucho más joven, desarraigado socialmente, hostil al trabajo y responsable de la mayoría de los crímenes.

De la mano con el carácter legal o ilegal suele ir el hecho de que muchas drogas psicoactivas se ligan a sectores determinados, obteniendo con eso una impronta u otra. Vemos así que la cocaína simboliza una droga de opulentos o aspirantes a ello, mientras que la LSD simbolizó cierto paganismo preocupado por el retorno a la naturaleza, las anfetaminas fueron consumidas ante todo por amas de casa poco motivadas, y el *crack* escenifica hoy la amargura de los americanos más pobres.

Conocer la secuencia temporal de las reacciones ayuda, por eso, a no confundir causas con efectos. Antes de que fuera abolida la esclavitud, en Estados Unidos no había recelos sobre el opio, que aparecieron cuando una masiva inmigración de chinos —destinada a suplir la mano de obra negra— empezó a incomodar a los sindicatos. Fue también un temor a los inmigrantes, en este caso irlandeses y judíos fundamentalmente, lo que precipitó una condena del alcohol por la Ley Seca. Hacia esas fechas preocupaban mucho las reivindicaciones políticas de la población negra en el Sur, y la cocaína —que había sido el origen de la Coca-Cola— acabó simbolizando una droga de negros degenerados. Veinte años después sería la mano de obra mexicana, llegada poco antes de la Gran Depresión, lo que sugirió prohibir también la marihuana. Desde luego, el opio, el alcohol, la cocaína y la marihuana pueden ser sustancias poco recomendables. Pero es preciso tener cuidado al identificarlas, sin más, con grupos sociales y razas. Ligando el opio y los chinos se olvida que el opio es un invento del Mediterráneo; ligando negros y cocaína prescindimos de que esa droga fue descubierta y promocionada inicialmente en Europa; ligando mexicanos a marihuana pasamos por alto que la planta fue llevada a América por los colonizadores, tras milenios de uso en Asia y África. Por consiguiente, junto a la química está el ceremonial, y junto al ceremonial las circunstancias que caracterizan a cada territorio en cada momento de su historia. El uso de drogas depende de lo que química y biológicamente ofrecen, y también de lo que representan como *pretextos* para minorías y mayorías. Son sustancias determinadas, pero las pautas de administración dependen enormemente de lo que piensa sobre ellas cada tiempo y lugar. En concreto, las condiciones de acceso a su consumo son al menos tan decisivas como lo consumido.

3. Los principales empleos

El estado que produce una droga psicoactiva puede llamarse intoxicación (si se considera su contacto con nuestro organismo) y llamarse *ebriedad* (si se considera el efecto que esa sustancia ejerce sobre el ánimo). Para la intoxicación intensa de alcohol disponemos de la palabra «embriaguez», o «borrachera» en casos límite. Cabe hablar de uso colectivo y uso individual, uso antiguo y uso moderno. Sin embargo, quizá la forma más sencilla de abarcar el consumo de drogas sea distinguir entre empleos festivos, empleos lúdicos o recreativos y empleos curativos o terapéuticos.

La fiesta religiosa —romerías, Semanas Santas y sus equivalentes en otras culturas— suele ser una ocasión propicia para la ebriedad. La «velada» de pueblos peyoteros (como el huichol, el tarahumara, el cora o las tribus norteamericanas integradas en la *Native American Church*) constituye una ceremonia religiosa muy precisa, dirigida a producir en hombres, mujeres y adolescentes una relación inmediata con sus dioses; lo mismo sucede con los ritos del yagé en la cuenca amazónica, los del kava en Oceanía o los de la iboga en África central. Hay una alta probabilidad de que se empleasen drogas muy activas —mezcladas o no con vino— en los banquetes iniciáticos de los Misterios paganos clásicos (báquicos, eleusinos, mitraicos, egipcios, etc.), al igual que en los ritos del *soma* y el *haoma* de la antigua religión india e irania.

Tampoco hay apenas fiestas profanas donde no se empleen drogas, adaptadas a la cultura de cada lugar. Los yaquis de Sonora, por ejemplo, danzan hasta la extenuación usando pulque (cerveza de pita) cargado con extractos de cierta datura, y los siberianos se sirven de una seta visionaria; en el Yemen usan cocimientos de un poderoso estimulante llamado cat, en África ecuatorial hay un uso masivo de nueces de cola y es frecuente el de marihuana. El área occidental rarísima vez celebra reuniones sin que intervengan bebidas alcohólicas en abundancia, y ciertos ambientes contemporáneos añaden cocaína. Si el objeto de usar drogas en fiestas religiosas es facilitar el acercamiento a lo sobrenatural, el de nuestras fiestas profanas es sin duda aumentar el grado de unión entre los participantes, potenciando la cordialidad.

Por último, hay un empleo terapéutico en sentido estricto, generalmente individual aunque a veces colectivo (terapias de grupo), que tiene por finalidad curar o aliviar males de un tipo u otro. Hasta el primer tercio de este siglo, cuando se consolida el sistema de receta médica obligatoria, la tradición de remedios domésticos mantenía un sistema de automedicación que va siendo cada vez más desplazado por el «consulte a su médico». Sin embargo, tanto con las drogas legales como con las drogas ilegales sigue habiendo un margen de iniciativa personal; las reservas de unos y otros productos se almacenan en el botiquín casero, y son utilizadas al ritmo sugerido por las necesidades o inclinaciones del momento.

Dentro del empleo terapéutico debe incluirse también la eutanasia o buena muerte. Los manuales paganos de farmacología enumeraban «eutanásicos dulces», pues no prolongar la existencia más allá de cierto límite —cuando el sometimiento a un tirano o alguna dolencia incurable degradan la vida a puro dolor para el sujeto y miseria para sus allegados— era tenido por signo de excelencia ética. Al entronizarse el cristianismo esta práctica fue condenada, si bien vuelve a plantearse como un derecho civil.

II. La dependencia

Parece también oportuno no formarse una idea simplista del hábito, y relacionar la costumbre de consumir drogas psicoactivas con la de cualquier otra cosa. Gracias a una propaganda banal, tendemos a creer que las personas caen en dependencias farmacológicas por razones distintas de las que llevan a contraer dependencias sociales, higiénicas o sentimentales. Pero eso no es cierto.

La espontaneidad del ser humano —y de los demás vivientes con capacidad para desplazarse— está contrapesada por su adhesión al hábito. Si ante un estímulo angustioso cierto animal produjo una reacción (quedarse quieto en determinada postura, saltar varias veces, etc.) que no agravó las cosas, tenderá a repetir esa conducta cada vez que aparezca el mismo estímulo; aunque no exista la menor relación de causa-efecto entre obrar así y salir bien parado, sólo variará de comportamiento si repetidas catástrofes exteriores lo imponen.

Los rituales *zoológicos* no son algo innato o instintivo (como la nutrición, y la defensa del territorio), ni tampoco fruto de una deliberación racional, que sopesa la eficacia objetiva de actos determinados. Representan algo a medio camino entre pautas heredadas y contacto con el mundo externo, casi tan inflexible como el instinto, y casi tan abierto a cambios como la reflexión. Vienen a ser un sistema de adaptación a oscuras —el de ciegos sin un lazarillo—, que permite moverse y reaccionar cuando un desconocimiento de las relaciones causales objetivas impide deliberar a priori, o desde la luz propiamente dicha.

Sin embargo, los humanos somos animales tan ritualistas como los demás. Tampoco disponemos de un conocimiento suficiente sobre las relaciones causales, y casi nunca somos capaces de permanecer en una disposición estrictamente reflexiva. En casos límite, como los neuróticos obsesivos, el ritual se liga a cosas nimias con una extraordinaria fuerza; si la almohada no está situada justamente de cierto modo, si se trastoca la posición de ciertos objetos colocados sobre una mesa, si algún armario queda abierto, si el jabón está en la jabonera de la izquierda y no en la jabonera de la derecha, la persona queda paralizada por un ataque de ansiedad aguda, o estalla en un brote de ira.

No es necesario llegar a esos extremos para que cada cual reconozca el amplio componente ritualista de su conducta cotidiana, así como la relación directa del ritual con el automatismo de los hábitos. La poderosa tendencia a formar hábitos hace que el hombre sea un animal de costumbres antes incluso que un ser racional, y buena parte de su vida transcurre dentro de una fidelidad a ceremoniales apenas menos arbitrarios que los zoológicos.

El hábito farmacológico es sólo una variante específica de nuestra preferencia general por conductas automáticas, comparada con nuestra capacidad para improvisar conductas, obedeciendo a procesos de deliberación racional. Por orden descendente de importancia, creo que sus elementos principales son: *a)* el refuerzo o premio que el hábito mismo proporciona; *b)* el vacío o deficiencia del que es síntoma; *c)* las incomodidades concretas que se derivan de interrumpirlo. Hoy se presenta como decisivo el último de estos elementos, pero la toxicomanía es un concepto desconocido hasta hace un siglo, mientras los tóxicos básicos —y su libre consumo— existen hace milenios. No olvidemos, asimismo, que todos los animales investigados hasta ahora —desde caracoles a muchas familias de insectos, vertebrados ovíparos y mamíferos— se intoxicarán espontáneamente con vegetales psicoactivos y drogas sintéticas. Todos ellos dan muestras también de rigurosa moderación al hacerlo. Llamativamente, esta regla sólo se altera cuando les despojamos de libertad y les infligimos torturas adicionales.

En último análisis, lo invencible no es un deseo u otro, sino la pasividad de nuestra vida psíquica, que determina el cotidiano imperio de alguna rutina.

1. Qué es «droga»

Antes de aparecer leyes represivas, la definición generalmente admitida era la griega. *Phármakon* es una sustancia que comprende a la vez el remedio y el veneno; no una cosa u otra, sino ambas a la vez. Como dijo Paracelso, «sólo la dosis hace de algo un veneno». En el primer tratado de botánica científica, un discípulo de Aristóteles lo expresa diáfanamente a propósito de la datura metel, cuando gradúa cantidades en función del efecto buscado.

Del concepto científico apenas quedan hoy vestigios. Oímos hablar de drogas buenas y malas, drogas y medicinas, sustancias decentes e indecentes, venenos del alma y curalotodos, fármacos delictivos y fármacos curativos. El específico efecto de cada compuesto es ignorado, y sobre esa ignorancia recaen consideraciones extrañas por completo a la acción de unos y otros.

Quien busque objetividad se cuidará de no mezclar ética, derecho y química. Pero quizá más decisivo aún sea tener presente siempre que si *cualquier* droga constituye un potencial veneno y un potencial remedio, el hecho de ser nociva o benéfica en cada caso determinado depende exclusivamente de: *a)* dosis; *b)* ocasión para la que se emplea; *c)* pureza; *d)* condiciones de acceso a ese producto y pautas culturales de uso. La cuarta de estas circunstancias es extra-farmacológica, aunque tenga actualmente un peso comparable a las farmacológicas.

a) **Una clasificación funcional**. Las drogas se pueden clasificar con arreglo a muy distintos criterios. El creador de la psicofarmacología moderna, Louis Lewin, habló en 1924 de cinco tipos: *euphorica* (opio y sus derivados, cocaína), *phantastica* (mescalina, marihuana, beleño, etc.), *inebriantia* (alcohol, éter, cloroformo, bencina, etc.), *hypnotica* (barbitúricos y otros somníferos) y *excitantia* (café y cafeína, tabaco, cat, cola, etc.). Desde entonces se han ido sugiriendo clasificaciones bastante más complejas, apoyadas en tecnicismos terminológicos, que pretendiendo superar fallos en la división de Lewin —por ejemplo, incluir la cocaína junto al opio, y no junto a los excitantes— han solido caer en otros todavía peores.

Una segunda clasificación habla de drogas «fatalmente adictivas» y drogas que «sólo originan hábito». Quienes defendieron esto partían de un médico llamado A. Porot, que en 1953 propuso «distinguir las grandes toxicomanías (opio, marihuana, cocaína) y cierto número de pequeños hábitos familiares en relación con algunas sustancias inofensivas en su uso habitual (alcohol, tabaco, café, somníferos)». Curiosamente, las sustancias llamadas «inofensivas» y «creadoras de pequeños hábitos familiares» causan miles de veces más muertes, lesiones y dependencias que las provocadoras de «grandes toxicomanías».

Para redondear sus inconvenientes, este segundo tipo de clasificación presenta al ser humano como un pelele inerte, desprovisto de voluntad y discernimiento propio, mientras atribuye a ciertos cuerpos químicos eso que le quita al sujeto. Se ignora así aquello en lo cual coinciden sin excepción todos los grandes médicos desde Hipócrates hasta hoy: que drogas y uso de drogas no son la misma cosa. En otras palabras, que la divisoria entre conveniencia e inconveniencia no depende de emplear estos o aquellos compuestos, sino de emplearlos con oportunidad y mesura, o a destiempo y desordenadamente.

Inadmisible es también la clasificación de las drogas en «psicotóxicas» y «no psicotóxicas», que trata de justificar con una palabra de aspecto científico la diferencia entre drogas prohibidas y autorizadas por el derecho. Si la neurotoxicidad es una característica verificable, que se mide por la destrucción de células determinadas, la psicotoxicidad es una versión moderna de la herejía teológica o la disidencia política, que carece de reflejo orgánico. Para ser exactos, entre las drogas muy usadas apenas hay una tan neurotóxica como el alcohol, y aparece como artículo de alimentación vendido en supermercados.

Pero si las drogas psicoactivas pretenden clasificarse por bases químicas estaremos haciendo algo comparable a clasificar los estilos arquitectónicos por el tipo de piedra, o los estilos pictóricos por el tipo de colorantes empleados por cada pintor, cuando rocas y tintes son tan sólo elementos para obras que jamás se habrían iniciado de no mediar una aspiración previa, presta a servirse de cualquier materia disponible. Si absurdo resulta ordenar las drogas por criterios morales y jurídicos, hacerlo con arreglo a consideraciones moleculares topa (en el actual estado de nuestros conocimientos) con obstáculos no menos graves. Cuerpos químicos totalmente distintos producen efectos muy parejos, y cuerpos afines en alto grado —los llamados isómeros, por ejemplo, que son la misma sustancia con una simetría invertida— producen efectos muy distintos.

b) Nuestros requerimientos. Hasta que no sepamos mucho más, podríamos partir de necesidades o funciones humanas básicas, dejando que los legisladores expliquen por qué compuestos dispares reciben trato igual, o por qué compuestos parejos reciben trato distinto, y esperando también que los químicos aclaren por qué hermanos gemelos ejercen efectos tan poco análogos sobre nuestro organismo, y sustancias sin parentesco ejercen una acción tan similar. Estos enigmas del derecho y la química quizá se desvelen con el tiempo; pero mientras tanto las drogas psicoactivas podrían ordenarse por su *psicoactividad* precisamente.

De acuerdo con ello, sugiero considerar tres esferas. La primera se relaciona con alivio del dolor, el sufrimiento y el desasosiego, llamando dolor a la respuesta inmediata ante alguna lesión (un martillazo en el dedo, por ejemplo), sufrimiento a la respuesta ante una pérdida actual o posible (una amputación o una enfermedad crónica, por ejemplo), y desasosiego a lo que impide dormir, concentrarse o simplemente existir sin angustia. La segunda esfera se relaciona con esa ajenidad que el poeta llamaba «no desear los deseos», entre cuyas manifestaciones se encuentran pereza, impotencia y aburrimiento. La tercera esfera se relaciona con la curiosidad intelectual y el corazón aventurero, mal adaptados a una vida inmersa en rutinas y anticipada por otros, cuya aspiración es abrirse horizontes propios.

Las drogas del primer tipo proporcionan —o prometen— algún tipo de *paz* interior, y abarcan desde una sutil hibernación al plácido embrutecimiento. Las drogas del segundo tipo proporcionan —o prometen— algún tipo de *energía* en abstracto, como un aumento de tensión en los circuitos eléctricos. Las del tercer tipo proporcionan —o prometen— algún tipo de *visión* en excursiones a zonas no recorridas del ánimo y la conciencia.

Sin embargo, interesa saber cómo y hasta qué punto se acercan al cumplimiento de dichas funciones las diversas drogas conocidas, y esto usando testimonios de primera mano. Tal como un jurado confía en testigos presenciales y no en habladurías, este breve repaso a los venenos que se usan para prevenir males y provocar bienes sólo juzga a partir de experiencias vividas.

2

Fármacos de paz

«La adormidera, desde siempre símbolo del sueño y el olvido, tiene además la propiedad de estirar el tiempo casi hasta el infinito; no el tiempo de los relojes, sino el que es enteramente posesión del hombre, a la vez presente y ausente.
Es el mayor de los lujos: tener un tiempo propio».

E. JÜNGER, *Acercamientos.*

Los padecimientos tienen mil orígenes e intensidades. Pueden ser un leve dolor de cabeza constante y un cólico nefrítico agudo, cuando no la pérdida de alguien muy querido, un descontento consigo mismo, el trauma de sufrir una intervención quirúrgica o la premonición de una muerte próxima. Sería ridículo hacer frente a distintas fuentes e intensidades de padecimiento con los mismos recursos, y por eso los humanos han ido inventando remedios adaptados a cada condición.

La diferencia antes apuntada entre dolor y sufrimiento (duele más un martillazo en la yema de un dedo que su amputación de un hachazo, aunque cause incomparablemente menos sufrimiento) no significa tampoco que sean cosas unívocas o monolíticas. Si me está torturando una muela empleo un analgésico hasta acudir al dentista, y si él extrae la pieza en cuestión no emplea ese analgésico sino otro muy distinto, que se denomina anestésico local, pues el dolor que provoca la infección no es comparable al que provoca la extracción. Para empezar, ciertos dolores y sufrimientos vienen de dentro, mientras otros vienen claramente de fuera; los hay crónicos y ocasionales, soportables con algo de entereza y absolutamente insoportables, morales y orgánicos, vergonzosos y dignos, previsibles e imprevisibles.

Las principales drogas descubiertas para hacer frente a estas pérdidas de paz caben genéricamente en la idea de narcótico —palabra griega que significa cosa capaz de adormecer y sedar—, pues mientras no podamos poner remedio a la causa del desasosiego, una solución que permite recobrar fuerzas es mantenerse adormecido o sedado. Sin embargo, hoy se llaman narcóticas muchas sustancias que no serían llamadas así por los antiguos griegos, y —cosa más sorprendente aún— se consideran narcóticas algunas sustancias que excitan e inducen viajes (como la cocaína y el cáñamo), porque el término ha pasado a ser una expresión legal y no farmacológica. Resulta así que son estupefacientes o narcóticas las drogas prohibidas, y no estupefacientes o narcóticas las autorizadas, con total independencia de sus efectos psicofísicos.

El campo de lo que un griego llamaría narcóticos se divide hoy en varios grupos, que fundamentalmente abarcan: 1) opio y opiáceos naturales o seminaturales; 2) sucedáneos sintéticos; 3) tranquilizantes mayores o neurolépticos; 4) tranquilizantes menores; 5) hipnóticos o somníferos; 6) grandes narcóticos o anestésicos generales; 7) bebidas alcohólicas.

Se trata de drogas con composiciones muy distintas, no ya al nivel de un grupo y otro, sino dentro de cada uno. Unas son derivados de plantas, otras de la urea, el alquitrán de hulla, el aceite pesado, diferentes destilaciones, etc. En realidad, no tienen nada en común sino aportar cierta medida de paz a un ánimo, y esto lo logran de modos y en grados enormemente distintos.

Pero lo que tienen en común basta para determinar algo innegable: todas las drogas apaciguadoras son adictivas. Por adictivo se entiende aquel fármaco que —administrado en dosis suficientes durante un periodo de tiempo lo bastante largo— induce un cambio metabólico, y si deja de usarse desencadena una serie de reacciones mensurables, llamadas síndrome abstinencial. Es del máximo interés tener presente que cada una de estas drogas requiere dosis *distintas*, durante periodos *distintos*, para alcanzar el nivel de acostumbramiento, y que el síndrome abstinencial en cada una resulta también muy distinto, tanto al nivel de síntomas como al de peligro para la vida o el equilibrio psíquico. Más adelante veremos hasta qué punto circulan infundios sobre los síndromes abstinenciales de diversas drogas.

Por ahora baste retener que el precio genérico de la paz es una posible reacción abstinencial a diferencia de lo que acontece con las drogas de viaje. Considerando que no hay el menor parentesco *químico* entre metadona y cloroformo, por ejemplo, o entre *Valium* y ginebra, la circunstancia de que cualquier fármaco con virtudes sedantes o apaciguadoras del desasosiego pueda crear síndromes abstinenciales es muy llamativa. Como dijo un novelista, la molécula que otorga analgesia —desaparición o alivio del dolor— parece idéntica a la que produce acostumbramiento.

Sin embargo, sería falso creer que la reacción de abstinencia es el pago de la analgesia en sí. El asunto resulta más complejo, y más simple al mismo tiempo. El uso irracional de cualquier fármaco desemboca en una *insensibilidad* a sus efectos eufóricos. Administrándose dosis crecientes, cada vez menos satisfactorias para conseguir cosa parecida a una dicha, el individuo llega a la patética condición de quien se intoxica progresivamente para conseguir una ebriedad cada vez más leve; en realidad, ya no se la administra para gozar, sino para no sentirse mal. Lo de menos entonces es el síndrome de abstinencia, pues incluso esa crisis es preferible a hacer frente a una cotidianeidad vaciada de sentido.

Pero sólo una cotidianeidad vaciada de sentido —o una información equivocada— explica que alguien llegue a hacer un uso irracional de cualquier fármaco.

I. Los opiáceos naturales

Uno de los descubrimientos capitales de la neuroquímica reciente han sido transmisores cerebrales sorprendentemente afines a la morfina, que se producen en distintas zonas del sistema nervioso. Entre otros órganos, la hipófisis y el hipotálamo segregan encefalinas y endorfinas (o endomorfinas), y la glándula pituitaria segrega B-lipotropina. Una de las encefalinas (concretamente la metioninaencefalina) es idéntica a un segmento de la B-lipotropina. Inyectada en animales, pudo verificarse que —en comparación con la morfina— sus efectos son unas cuatro veces más breves y unas tres veces más potentes. Quedaba así establecido que hay opiáceos «endógenos», sintetizados por el propio organismo para hacer frente a situaciones de temor y dolor.

En el curso de las investigaciones se descubrieron algunas cosas adicionales. La producción de encefalinas y endorfinas sólo se detecta entre vertebrados; con todo, no parecen intervenir pautas evolutivas, pues la cantidad de estas sustancias y el número de receptores adaptados a ellas es invariable en vertebrados primitivos, como la lamprea o el tiburón, y en vertebrados mucho más recientes como el hombre.

1. Opio

Actualmente es muy difícil encontrar opio salvo en Asia Menor y Oriente, aunque la adormidera sigue creciendo silvestre en buena parte de Europa y Rusia. Los principales cultivadores legales del mundo (a fin de obtener codeína, sobre todo) son India, Australia, Hungría, Bulgaria, Unión Soviética y España.

La adormidera es una hierba anual, que alcanza entre 1 y 1,5 m. de altura y no plantea problemas de cultivo, pero es más caprichosa que el cáñamo, por ejemplo, y a veces sencillamente no brota; la mejor siembra se hace a finales de otoño, aunque puede hacerse otra a principios de primavera, cuando falta poco para recoger la otoñal. Su rendimiento en opio y semillas (usadas con fines gastronómicos) han hecho de ella una planta única para terrenos muy duros de cultivo y mal comunicados, pues incluso allí resulta rentable para el agricultor. La calidad del producto crece en proporción al arraigo de su cultura en cada lugar; Andalucía, Turquía, Grecia y Persia obtienen opio de hasta tres veces más contenido en morfina que Laos o Birmania, y del doble que en India.

Cuando las semillas están todavía inmaduras, una leve incisión en la cápsula produce un látex blanco que al contacto con el aire se torna marrón (y en algunos tipos de planta negro). Esas gotas son acumuladas y constituyen una masa maleable de opio crudo, que se convierte en opio cocido (lustroso y quebradizo) mediante procedimientos como fumarlo en ciertas pipas o cocer en agua esa materia, cuidando de hacerlo justamente el tiempo debido y sin sobrepasar los 80°. Estos procedimientos son importantes, pues el opio crudo es mal asimilado por el estómago, y peor aún por otras vías.

El sistema que practican algunas zonas de Irán es quizá el más refinado, y el que mejor aprovecha el producto en sus distintas etapas. Las incisiones se hacen a la hora del crepúsculo, y el látex es recolectado al alba. La masa resultante, recogida primero con espátula en placas y luego acumulada sobre una superficie, es batida allí con grandes rodillos que accionan varias personas, quizá para producir un calentamiento adicional que permita fumarlo sin daño para el pulmón. Las barras —con color de yema tostada todavía— se fuman poniéndose junto al pequeño orificio de la cazoleta al lado de un carbón sujeto por una pinza. Lo que va acumulándose dentro de la pipa (el opio curado), se puede volver a usar —fumado, comido o bebido—, pero esas primicias son apreciadas por sus virtudes estimulantes. La gentileza de un iraní me permitió comprobar que, en efecto, el producto apenas tiene entonces propiedades narcóticas.

Posología

Las grandes diferencias en actividad entre unas adormideras y otras, de acuerdo con su localización, y las no menores que hay entre procedimientos de manufactura, hacen imposible fijar el margen de seguridad con mínima exactitud. De hecho, esas incertidumbres llevaron a descubrir los alcaloides del opio, pues sólo así podría conseguirse una dosificación precisa.

Suponiendo —lo cual es mucho suponer— que el opio posee un contenido medio de morfina próximo al 10 por 100 (un tercio menos que el de Esmirna y un tercio más que el de Bengala), la dosis letal media para un adulto puede rozar los 70 miligramos por kilo de peso, que para una persona próxima a los 70 kilos equivalen a unos 5 gramos. Sea como fuere, esa cantidad es monstruosa de una sola vez en un neófito, pues veinte veces menos producen una ebriedad notable, que dura más de seis horas. Además, se conocen casos de coma y muerte con sólo 3 gramos de una vez, y por experiencia propia puedo atestiguar que la simple dosis activa produce efectos anormalmente fuertes en personas susceptibles o alérgicas.

Ya Galeno, en el siglo II, enumeró como gran virtud del opio «refrigerar», y hoy vemos ese efecto como una cierta *hibernación* generalizada. Baja la temperatura, se reducen las necesidades asimilativas y, consecuentemente, baja el ritmo de funcionamiento corporal, mientras el excedente energético se distribuye como una sensación de cálida homogeneidad. Las pupilas se contraen, y al ritmo en que el sistema nervioso va perdiendo tensión el acto de respirar se hace progresivamente leve. La etapa de intoxicación grave incluye depresión y coma respiratorio, reversible o no dependiendo del momento en que se combata; cafeína, anfetamina y cocaína son, por cierto, buenos remedios inmediatos en estos casos, siempre que puedan inyectarse o absorberse nasalmente, pues en otro caso se vomitarán de inmediato. Uno de los efectos leves aunque engorrosos —especialmente en casos de administración regular— es el estreñimiento, cosa comprensible atendiendo a la situación de pereza inducida en el aparato digestivo por la hibernación del organismo.

A nivel de distribución, los elementos más activos del opio dejan la sangre pronto, y se alojan sobre todo en vísceras parenquimatosas (riñón, pulmón, hígado, bazo). Sólo una mínima fracción queda en el sistema nervioso, aunque basta para deprimir las respuestas que viajan desde los centros receptores de dolor a los responsables de una reacción consciente al dolor mismo.

La tolerancia al opio es alta. Un habituado puede estar tomando dosis diez o veinte veces superiores al neófito sin experimentar efectos más marcados. También es cierto que la mayoría de los habituados antiguos —con acceso al producto puro y barato— usaron mecanismos de autocontrol periódico, reduciendo progresivamente las dosis, y que lo normal en campesinos es longevidad (comparativamente hablando), con hábitos capaces de prolongarse durante treinta o más años. Es la parte de potencial «familiaridad» aparejada a este fármaco, que reduce el coste físico y aumenta las defensas si no hay consumo desmesurado; gripes y procesos catarrales son cosas prácticamente desconocidas para el usuario cotidiano, como bien se supo desde las viejas triacas grecorromanas.

El otro lado de la tolerancia es la desmesura, que crea el ya mencionado efecto paradójico: desaparece la euforia o apaciguamiento, y en su lugar emerge un ansia de nuevas dosis para «sentirse normal». Cuando alguien se encuentra en esta absurda situación —intoxicarse para no sentirse intoxicado—, puede experimentar un síndrome de abstinencia si no renueva dosis crecientes. Por eso se discute qué dosis, y cuánto tiempo, pueden ser necesarios para llegar a semejante estado. Atendiendo a consumidores muy atentos, del siglo pasado y éste, podría cifrarse dicha cantidad en 2 gramos diarios si se tratase de opio excelente, y de 4 u 6 gramos en otro caso, administrados durante dos o tres meses, hablando siempre de opiófagos o comedores de la droga. Si fuese fumada cabría reducir algo las cifras, y en caso de inyectarse la reducción de tiempo y dosis podría llegar al 50 o 70 por 100, aunque parece improbable que alguien decida asimilar cotidianamente tales cantidades por esa vía, ya que representan jeringas propias de ganado vacuno. Dosis inferiores no crean las condiciones para un síndrome abstinencial notable. En 1970 experimenté con 2 gramos diarios de opio farmacéutico (en tres inyecciones) durante seis días consecutivos, sin notar efectos físicos o psíquicos al retirarme, ni ansia alguna de la sustancia; dosis mayores —ensayadas inmediatamente después— me produjeron efectos básicamente desagradables, aunque sostuve su administración durante tres días más.

Interesa, pues, precisar las condiciones del síndrome abstinencial en el opio, allí donde un consumo suficiente llega a producirlo. Atendiendo a los opiómanos más elocuentes —que escribieron sobre sus abusos— habría que distinguir dos tipos de males: uno es cierta especie de gripe leve o grave (dependiendo del grado de acostumbramiento o nivel de dosis), y otro el trastorno general del ánimo. La especie de gripe se caracteriza por bostezos, sudoración, secreciones nasales, respiración agitada, temblores ocasionales, carne de gallina, calambres en las piernas y retortijones; en casos rarísimos puede haber crisis convulsivas y muerte, aunque lo normal sea que esos síntomas vayan remitiendo hasta desaparecer por completo en tres días. El trastorno general del ánimo —mucho más duradero— puede ser una pérdida de límites entre vigilia y ensoñación, terminado en un insomne desasosiego crónico, acorde con los «terrores que el opio guarda para vengarse de quienes abusen de su condescendencia». Son palabras de un literato, escritas a principios del siglo XIX.

Sabemos también que el síndrome abstinencial castiga al organismo en mucha mayor medida que el mantenimiento del hábito y, por tanto, que la depauperación física se mide mucho más por el número de síndromes sufrido que por el número de años de consumo. De ahí que los conocedores recomienden sistemas de autocontrol para quienes hayan llegado a esos extremos, bien reduciendo periódicamente dosis o bien acabando con el hábito muy lentamente. A finales del siglo XIX, el tratado de toxicología más usado por los médicos norteamericanos dice: «Es satisfactorio saber que este vicio puede corregirse, sin gran dificultad, *si el paciente lo quiere realmente*; el procedimiento adecuado es una disminución gradual de dosis, en cantidades casi imperceptibles, que conduce a la cura en algo más de un año».

Efectos subjetivos

Desde que acaba la Inquisición contra la brujería, el opio es el fármaco predilecto de muchas casas reales europeas (Suecia, Dinamarca, Rusia, Prusia, Austria, Francia e Inglaterra). El número de escritores y artistas que lo consumen regularmente ocuparía páginas enteras, y baste mencionar entre otros a Goethe, Keats, Coleridge, Goya, Tolstoi, Pushkin, Delacroix o Novalis. La actitud del hombre medio, durante el siglo XVIII, aparece en el tratado de un tal J. Jones.

En el siglo XIX podemos atender a dos testimonios. Uno es el de T. de Quincey, filólogo y escritor, que en 1822 publica un libro de enorme éxito sobre sus experiencias con la droga.

El otro testimonio nos viene del médico G. Wood, presidente de la *American Philosophical Society*.

Todavía en 1915 un artículo aparecido en el *Journal* de la Asociación Médica Americana] seguía confirmándose el juicio de Sydenham, llamado «el Hipócrates inglés».

Mis experiencias —breves y con material muchas veces poco controlado a nivel químico— sólo tienen el valor de la primera mano. Por vía intravenosa, la sensación inmediata era un calor generalizado, que se concentraba sobre todo en el cuello, seguida por un largo período de ensoñación que va convirtiéndose muy poco a poco en sopor puro y simple, terminado por un largo sueño. Moverse suscitaba vómito, y para evitar esto —así como una marcada lasitud muscular— acabé optando por permanecer tumbado la mayor parte del día; los picores que acompañan al efecto, no desagradables del todo, fueron la principal manifestación física. Años después pude probar opio líquido de excelente calidad, casi siempre mezclado con café, que al dosificarse cuidadosamente permitía esquivar la postración. Ulteriores experiencias —por vía oral y rectal, con productos muy adulterados— no añadieron prácticamente nada al conocimiento acumulado antes.

Para evaluar el poder analgésico de esta droga hubiera debido administrarla en presencia de distintos dolores o sufrimientos. Como no fue ese el caso, únicamente puedo aludir a dos aspectos que me parecen de interés. El primero es la ensoñación en sí, que los ingleses llaman *twilight sleep* («sueño crepuscular»), donde se borran los límites entre despierto y durmiente; las fuentes que elaboran los sueños dejan de ser compartimentos cerrados, y o bien la conciencia se aguza hasta penetrar en esos dominios o bien lo subconsciente queda libre de ataduras. En cualquier caso, es algo tan insólito como estar soñando despierto, que comienza con la sensación de reposar sobre un punto intermedio, donde percibir e imaginar dejan de ser procesos separados. En ningún momento se pierde la conciencia de ese hecho —ni de hallarse uno intoxicado por algo—, lo cual explica parte de las loas habituales en conocedores. El contacto inmediato entre la esfera imaginativa y la perceptiva abre posibilidades de introspección, aunque sólo sea porque permite examinar detenidamente nuestros sueños mientras se están produciendo, sin necesidad de cortar contacto con ellos e interpretarlos cuando estamos ya completamente despiertos.

A nivel intelectual o espiritual, el segundo aspecto interesante de la intoxicación con opio es mayor distancia crítica con respecto a las cosas internas y externas. Uno no está tan comprometido con sus opiniones rutinarias como para ignorar las insuficiencias de cada criterio, y es menos difícil cambiar de idea por razones no impulsivas sino reflexivas. Al contrario de lo que sucede con otras drogas de paz, que actúan reduciendo o aniquilando el sentido crítico, la ebriedad del opio y sus derivados deja básicamente inalteradas las facultades de raciocinio, al menos en dosis leves y medias. Se diría que no apacigua proporcionando alguna forma de embrutecimiento, sino por la vía de amortiguar reflejos emocionales primarios en beneficio de una ensoñación ante todo intelectual. De ahí, también, que puedan irritar más de lo común intromisiones, ruidos y actitudes de otros, cuando bajo los efectos de alcohol o somníferos, por ejemplo, ese tipo de estímulo se pasa por alto, e incluso se agradece. Sin embargo, es rarísimo que la irritación desemboque en conducta agresiva (su elemento es más bien la ironía, o el deseo de aislarse), al revés de lo que acontece con otras drogas de paz, pues además de faltar el nivel habitual de impulsividad falta disposición a moverse, chillar, etc.

Experimentos hechos con distintos animales —aves, insectos, ganado— muestran que reduce espectacularmente la agresión intra y extragrupal.

Principales usos

Las dificultades de dosificar con exactitud, derivadas a su vez de las variables composiciones de cada opio, hicieron que la medicina occidental prefiriese usar sus alcaloides (morfina, codeína, papaverina, noscapina, etc.) para fines analgésicos y de otro tipo. El opio apenas si se emplea como astringente o antidiarreico en algunos preparados, y atendiendo a la mala fama actual se diría que no sirve para nada.

A mi juicio, sigue siendo la mejor droga de paz. Sus defectos los tienen, en mayor medida aún, aquellos fármacos que pretenden presentarse como sustitutos suyos mejorados. En buena parte de Asia y Europa era habitual emplear opio en pequeñas dosis hasta con bebés y niños pequeños, a título de sedante, y para adultos deberían distinguirse dos usos básicos. El ocasional —contra dolores y sufrimientos, desasosiego, angustia y, en general, estados de ánimo marcados por la ansiedad— y el regular; este segundo tiene poco sentido antes de acercarse el fin de la segunda edad, y en algunos casos parece indicado (controlando suavemente el aumento de dosis) para recorrer la tercera hasta su término.

El uso ocasional, arriesgado en proporción a la falta de familiaridad de cada persona con el fármaco, tampoco tiene sentido para hacer frente a trastornos crónicos o que duren más de dos o tres meses seguidos, pues para evitar algo quizá remediable de otra manera el sujeto corre el riesgo de contraer involuntariamente una dependencia; si absurdo es cazar moscas con balas para elefantes, más aún lo es tratar de poner remedio con males superiores a la enfermedad.

Sin embargo, esto no es aplicable al empleo metódico que prepara para los sacrificios de la edad senil, y podría acompañarla. No está probado que dicha costumbre acorte la vida o envilezca el carácter; sí está probado, en cambio, que es compatible con una larga vejez y protege de varios achaques, sin duda por los cambios orgánicos que induce el acostumbramiento. Mientras no se descubra un euforizante superior, creo que si los viejos pudieran recurrir al opio —como durante milenios sugirieron los médicos— eso les defendería hoy de fármacos mucho más ásperos (y no menos adictivos) para sobrellevar la parte amarga de su condición.

Al mismo tiempo, tengamos en cuenta siempre que el síndrome abstinencial *no es lo decisivo*, y que si una persona quiere realmente dejar el opio no le disuadirán unos pocos días de incomodidades, reducidas al mínimo empleando un método de deshabituación muy gradual. Bastante más difícil es soportar algunas molestias a largo plazo (trastornos del sueño, por ejemplo), y un generalizado desorden psíquico. Si el individuo llegó a hacerse dependiente, tomando dosis cada vez más altas durante meses y meses, es porque tenía un previo desequilibrio, y o bien el problema dejó de existir o bien subsiste; en tal caso ahora habrá de enfrentarse a él por otros medios, y las dificultades genéricas aparejadas a cortar un hábito se añaden a las de soportar aquello mitigado o velado por él.

Por último, queda recordar que la costumbre de administrarse opio va haciéndose menos euforizante a medida que la dosis y su frecuencia aumentan. Cuando alguien ha llegado a perderse el respeto hasta el punto de no controlar su consumo, tener esa droga le producirá tanta ansia como no tenerla; si falta deberá buscarla frenéticamente, y si existe deberá emplearse no menos frenéticamente en consumirla. Veremos la situación con algo más de detalle luego, expresada por heroinómanos actuales. Practicado sin mesura, todo hábito farmacológico sabotea sus propias posibilidades de satisfacción. Precisamente en esto radica el componente ético del asunto; podemos tratar de olvidar que el espíritu sólo es espíritu siendo libre, y tratar de olvidar que la eticidad es un desafío a la parte irracional de uno mismo. Pero cuando semejante olvido acontece, el resultado nada tiene que ver con una *satisfacción*.

¿Qué hay sobre el uso del opio cuando ni la vejez ni un mal pasajero lo recomiendan? Cabe decir que quien se acerque por mera curiosidad podría salir esquilmado. Pero este tipo de motivo —análogo al que mueve a recorrer un museo, leer sobre cierto tema o visitar un nuevo país— previene mucho mejor que otros la formación de hábito; si el sujeto acabara desarrollando una dependencia, es innegable que sufría (sabiéndolo o no) un desequilibrio previo. En tal caso, formaba parte de los que se acercan al opio por razones de medicación, y no de autoconocimiento.

Aunque haya excepciones, el opio inhibe la concupiscencia, haciendo que resulte muy difícil (o imposible) alcanzar orgasmos mientras duran sus efectos. Con todo, no lesiona esta función, que emerge otra vez a las seis u ocho horas de haberlo administrado.

2. Morfina

Posología

Se considera que la dosis *analgésica* óptima de morfina ronda los 15 miligramos para una persona de 70 kilos. El efecto intenso viene a durar cuatro o cinco horas, que se prolongan luego en sueño si el sujeto no está habituado o no se administra algún estimulante. La dosis letal varía de persona a persona, aunque prácticamente no se conocen casos de muerte con menos de 5 miligramos por kilo de peso, que equivalen a 350 miligramos para una persona de 70 kilos. Puede afirmarse que a partir del medio gramo —administrado de una vez— es probable una intoxicación muy grave. Esto significa que el margen de seguridad ronda el 1 por 30. Sin embargo, estamos tomando como dosis mínima 15 miligramos, cuando para fines sedantes cantidades menores también son psicoactivas; si partiésemos de 10 en vez de 15 miligramos, el margen de seguridad se elevaría a 1 por 40. Con respiración asistida es posible doblar o triplicar las dosis.

La morfina se asimila idóneamente por vía intramuscular, y muy bien por aspiración nasal y supositorios. La vía digestiva es menos eficaz para conseguir sus efectos, entre otras cosas porque se convierte en codeína al llegar al estómago. Al igual que el opio, deja pronto la sangre y se acumula en los pulmones, el hígado, el bazo y el riñón. Sólo una mínima parte de la sustancia va a parar al sistema nervioso, donde —sin que se sepa todavía bien por qué— eleva de modo espectacular el umbral de dolor/sufrimiento, inhibiendo o reduciendo la reacción ante estímulos de esa naturaleza.

El efecto secundario principal de la droga —depresión del sistema respiratorio, circulatorio y digestivo— es muy previsible, calculando que produce un estado de hibernación parecido al del opio, aunque todavía más puro. Todo lo vegetativo sufre una marcada reducción en su ritmo. También pueden manifestarse náusea, una tendencia al vómito (máxima si el sujeto pretende moverse), y malestar generalizado o disforia (por contraste con euforia). Desde luego, que llegue a producirse disforia es una prueba de sobredosis. Los casos de muerte accidental o voluntaria se deben a colapso respiratorio, tras un coma de varias horas, donde pueden surgir muchas complicaciones orgánicas. Para que ese colapso sea fulminante parecen ser necesarias dosis descomunales por vía intravenosa (dos o más gramos de golpe).

La tolerancia de la morfina es muy alta. Un habituado durante cinco o diez años puede consumir al día cantidades mortales para ocho o diez personas. Sabemos de médicos —como W. S. Halsted, fundador del centro Johns Hopkins de Baltimore y descubridor de la anestesia troncular, el más grande cirujano norteamericano de su tiempo (1852-1922)— que llegaron a consumir enormes cantidades de morfina inyectada, y de alguno que alcanzó 5 y hasta 7 gramos diarios sin interrumpir un ejercicio considerado ejemplar de su profesión.

Naturalmente, en todos estos casos se produjo una dependencia física, acompañada de un fuerte síndrome abstinencial si se suspendiera la administración. No es tan seguro qué cantidad cotidiana hace falta para establecer esa dependencia; a juzgar por casos clínicos, parece que son necesarias dosis próximas al cuarto de gramo, durante un mes, para llegar a estados donde la suspensión del uso produzca una clara reacción de abstinencia. Sea como fuere, esa reacción se parece mucho a la del opio y no reviste peligro para la vida salvo en casos muy excepcionales. Los síntomas clásicos (sudores, temblores, desasosiego, retortijones, vómitos, diarrea) ceden a los tres días. Si el sujeto ha llegado al hábito por razones temporales —como una herida—, atravesará el síndrome de retirada sin demasiada incomodidad, y tendrá pocas complicaciones a medio plazo. Pero si ha llegado al hábito por razones no forzosamente pasajeras —como la ansiedad—, atravesarlo no le pondrá a cubierto de complicaciones ulteriores quizá más graves, pues subsiste la causa del abuso. Mientras ese móvil no se modifique, la propensión a recaer en el vicio queda intacta. En cualquier caso, problemas de insomnio y mala digestión, así como un desequilibrio general, pueden subsistir bastantes meses.

Efectos subjetivos

A nivel de efectos subjetivos, lo que es válido para el opio es válido para la morfina, con leves diferencias de matiz. La morfina es una especie de opio concentrado, que acumula lo responsable de aliviar dolor/sufrimiento. De ahí que la mínima dosis activa de morfina sea más depresora (a nivel general) que la mínima dosis activa de opio y también más analgésica.

La exactitud con que puede hacerse su dosificación, en contraste con las incertidumbres del opio, otorga amplios márgenes para su empleo. Sin embargo, la ebriedad de morfina tiene algo de postración, tan ideal para sufrir una calamidad como poco adaptado a la vigilia. Quienes llegaron a emplearla para desempeñarse mejor en su profesión o su vida doméstica —y no fueron pocos, durante un siglo de libre disponibilidad— se familiarizaron progresivamente durante largos períodos de tiempo. Para el no adicto, los efectos pueden ser maravillosos (cuando calma algún dolor), simplemente curiosos (cuando el dolor falta), e incluso muy incómodos (cuando la dosis ha sido excesiva), pero en cualquier caso se experimentan desde una notable pasividad; a nivel subjetivo, la depresión orgánica es sentida como una espesa calma, propensa a fantasear en la esfera del semisueño.

En otras palabras, la euforia morfínica representa ante todo *ausencia de dolor*; el placer activo, que desde una posición no penosa salta al nivel del goce, le es perfectamente ajeno. Unas pocas experiencias personales, y el testimonio de sujetos mucho más avezados, me hacen pensar que esta droga tiene en su extraordinaria capacidad analgésica su límite. Con fines recreativos o de introspección resulta menos sugestiva que el opio. Sin embargo, el efecto inicial de una inyección intravenosa (llamado a veces «flash») posee una intensidad casi dolorosa, con sensaciones de estupor y gran acaloramiento en el rostro.

Principales usos

Unánimemente, quienes poseen experiencias de primera mano consideran que la morfina no tiene rival como analgésico. Su amplio margen de seguridad, combinado con la potencia del efecto, hacen que —en palabras de la Enciclopedia Británica— «su más grave inconveniente sea la adictividad». De ahí que se encuentre indicada en todos los casos de dolor grave (lesiones, cólicos hepáticos o renales, tumores, etc.), y especialmente allí donde no han surtido efecto otros calmantes. A estos usos podría añadirse el de combatir hipocondría y sufrimiento en general, aunque desde la prohibición no se reconoce como empleo terapéutico «válido» otra cosa que el tratamiento de dolores localizados.

Pero la morfina sirve también para otras muchas necesidades. Su efecto depresor o hibernante es providencial para proteger al organismo del agotamiento que sigue al *shock* traumático, la hemorragia interna, el colapso cardíaco y diversas infecciones (tifus, cólera, pulmonía, etc.). Todavía más crucial es su eficacia en el período preoperatorio, pues ya a finales del siglo XIX se descubrió que administrada antes de la anestesia general reducía la cantidad de anestésico a emplear, a la vez que aumentaba en el paciente sedación y amnesia.

También se descubrió que era muy útil para mantener la anestesia, y que —con un sistema de respiración asistida— el organismo humano podía admitir dosis muy altas de morfina sin peligro. Lo mismo puede decirse del postoperatorio, ya que su tratamiento es el de un *shock* traumático.

Sin embargo, es curioso comprobar que la morfina se usa mucho más frecuentemente como fármaco preoperatorio y de apoyo a la anestesia que como postoperatorio; en Estados Unidos, un estudio sobre empleo tras una extirpación de vesícula biliar mostró que el número de dosis dependía de factores sociales: como media, los clientes de seguridad social obtuvieron 3, los semiprivados 5, los privados 9 y los pacientes en cuartos de lujo 12.

Por otra parte, cada vez se emplea menos, incluso en preoperatorios y en casos de accidentes u operaciones. A mi modo de ver, semejante práctica es indefendible desde el punto de vista clínico, que debería primar sin discusión en tales supuestos. Una persona con un *shock* relativamente leve —digamos una clavícula y tres costillas rotas, por cualquier causa— puede mantenerse sedada durante todo el día con dos o tres dosis leves de morfina, y dormir sin interrupciones cinco o más horas con una dosis media al caer la tarde. Sin morfina, padecerá dolores muy intensos durante el día y apenas conciliará el sueño durante un par de horas seguidas, a lo largo de angustiosas noches, incluso recibiendo altas dosis diurnas de otros analgésicos y dos somníferos por noche. A nivel orgánico, atiborrarse de analgésicos e hipnóticos sintéticos es sin duda más tóxico que recibir 25 o 30 miligramos de morfina cada veinticuatro horas. A nivel de calma y reposo, que son lo imprescindible para recobrarse cuanto antes, uno y otro tratamiento tampoco admiten comparación. No obstante, es el método bárbaro el que se impone.

En último lugar, es muy eficaz para trastornos cardíacos y pulmonares, porque dilata los vasos circulatorios, produciendo una pérdida de presión sanguínea. Esto es esencial para que no se produzca una congestión por exceso de sangre en el corazón, que al reducir el oxígeno disponible crea intensas sensaciones de ansiedad y aprensión. Además de anular esos síntomas, la morfina logra —dilatando las venas— producir un secuestro suficiente de sangre como para que el trabajo del corazón disminuya.

Los usos lúdicos o recreativos se dirían menos destacables, aunque en tiempo atrás fuese empleada en salones de buena sociedad. Hoy en día, prácticamente ningún adicto o usuario ocasional preferiría morfina a opio o heroína, y el mercado negro no la incluye en su oferta. Con todo, lo cierto es que casi nunca hay allí opio merecedor de tal nombre, y la inmensa mayoría de las partidas consideradas heroína son puro sucedáneo o formas toscas de morfina (a veces llamadas *brown sugar*).

A mi juicio, el lugar razonable de la morfina es el botiquín, bien sea hospitalario o casero. La vida está expuesta a episodios traumáticos muy variados, y nada mejor se ha descubierto para tratar los más graves que esa quintaesencia del opio, donde se concentran sus virtudes analgésicas. Cabe medir el perjuicio que causa restringir su uso por una declaración de la OMS, hecha en 1988. Este organismo afirmó que «del 50 al 80 por 100 de los enfermos ingresados en hospitales no recibe suficiente medicación analgésica para evitar sus padecimientos, por culpa de las restricciones legales que obstaculizan el empleo de opiáceos enérgicos». Semejante situación habría dejado estupefactos a todos los médicos que —desde Hipócrates hasta hoy— juran esforzarse por aliviar los sufrimientos humanos.

3. Codeína

Esta sustancia se usó pronto como sedante, analgésico, antiespasmódico y remedio para la tos. Dichas virtudes caracterizan al opio y la morfina también, pero la codeína logró esquivar un severo control legal, y como consecuencia de ello es el derivado del opio más vendido por la industria farmacéutica.

Posología

Se diría que la codeína tiene poco parentesco con el opio y la morfina, y que por eso recibe un trato distinto de las leyes. En realidad, es como un hermano pobre, que en cantidades suficientes produce efectos poco discernibles de los suyos.

La dosis analgésica mínima ronda los 30 miligramos cada 5 horas, aunque como euforizante sólo sea eficaz a partir de los 80 o 100. La dosis mortal comienza partir de los 20 miligramos por kilo de peso (algo menos de gramo y medio para una persona de 70 kilos), y —como en el caso de sus hermanos— se dispara con un colapso respiratorio.

Las consecuencias orgánicas son a grandes rasgos las de la morfina, calculando que la codeína posee poco más o menos un 12 por 100 de su actividad. La depresión generalizada (circulatoria, respiratoria, digestiva) ocurre a partir de dosis medias (100-140 miligramos), cuyo efecto dura seis o siete horas y termina en sueño algo después.

La codeína posee una tolerancia alta, y un usuario antiguo puede administrarse varios gramos diarios sin peligro, aunque cada nuevo aumento en la cantidad no se verá correspondido por un aumento proporcional en la sensación de apaciguamiento. Un gramo y medio o dos gramos diarios son el mínimo para estar expuesto a síndrome abstinencial.

Efectos subjetivos

Esta droga puede emplearse para casi todas las finalidades en las que se ha considerado tradicionalmente indicada la morfina, y los cientos de toneladas actualmente consumidos en el mundo cada año sugieren que, en efecto, se emplea como sustituto suyo. Eso no significa que sea más «sana»; un principio de economía y protección de los tejidos recomienda usar el fármaco más eficaz. Como la codeína es aún «decente», los laboratorios la incorporan a cientos de preparados distintos, y un número indeterminado de personas acaba consumiéndolos crónicamente, sin saber siquiera por qué.

Pero la política legal no sólo desorienta al usuario común, que se acerca a la codeína ocasionalmente. Los adeptos al uso crónico de opio o morfina —forzados a la abstinencia o a la frecuentación de círculos criminales, con precios altos y calidad misérrima— se acogerán a la intoxicación «decente» como mal menor. Mientras la morfina y el opio fueron fármacos de obtención libre, no se conoció en el mundo un solo caso de adicto a la codeína. En 1935, cuando acababa de restringirse la dispensación de opiáceos enérgicos, el *Journal* de la Asociación Médica canadiense calcula que hay varios millones de codeinómanos en el país; padecen síndromes abstinenciales idénticos a los de morfina, y presentan algunos casos especialmente truculentos, como individuos que —sometidos a reclusión psiquiátrica o penal— se perforaban las venas con imperdibles gruesos e introducían la solución con un cuentagotas por el agujero abierto. Apoyada en la hipocresía legislativa, la picaresca de los laboratorios termina haciendo que algunas partidas de codeína se vendan como relleno de heroína muy *cortada* en el mercado negro, multiplicadas por mil en precio.

A pesar de todo, esta droga se fabrica por cientos de toneladas, se vende sin receta y es un opiáceo; cualquier jarabe contiene al menos dos dosis medias (comparables a tres dosis leves de morfina). Con todo, *el uso moderado fue y sigue siendo la regla*. La mera presencia de una droga adictiva barata y accesible —incluso promocionada con falacias por sus fabricantes— no desemboca en trastornos sociales si falta una persecución. De hecho, veremos que lo mismo sucede con sustancias bastante más narcóticas.

4. Heroína

Posología

La dosis analgésica mínima ronda los 5-7 miligramos por vía intramuscular; lo cual significa que cada gramo posee unas 150-200 dosis medias y unas 250 más leves, como sedante. Eso proporciona una idea de su potencia cuando es pura. Absorbida por inhalación, su actividad es algo superior a la mitad. La dosis mortal media depende de factores personales, como en todas las drogas, pero puede establecerse entre 2 y 3 miligramos por kilo de peso, administrados de una vez. El margen de seguridad es al menos tan amplio como en la morfina —1 a 20 o 30—, y probablemente algo superior.

Sin embargo, es menos depresora que la morfina. Incluso en dosis considerables no induce sopor de modo tan marcado, y puede compatibilizarse con notable actividad corporal. Su factor de tolerancia es alto, y usuarios antiguos admiten varios gramos diarios. Se discute si el síndrome abstinencial puede producirse con mayor rapidez que en la morfina, si bien es seguro que requiere la mitad o menos de dosis. Cuidadosos estudios, hechos en 1928, indicaron que puede producirse un cuadro abstinencial —aparatoso— usando a diario un cuarto de gramo durante cuatro o cinco semanas.

Los efectos adictivos se establecen de modo parecido o quizá incluso más lento en el caso de la heroína, si bien es más probable la habituación que en el caso de morfina, por lo positivamente eufórico del efecto. Dicho de otro modo, la habituación depende del poder analgésico de una droga, y que ese poder es máximo en el caso de la morfina, aunque la heroína lo logre con menos dosis, pues en el primer caso se trata de analgesia sobre todo, mientras en el segundo hay un excedente de satisfacción activa.

En cualquier caso, se sabe que las primeras administraciones de morfina o heroína —por cualquier vía, y especialmente por la intravenosa— se reciben con manifestaciones de fuerte desagrado, entre las cuales destacan neuralgias, náuseas y vómitos. Ingeniosos experimentos mostraron que inyecciones intravenosas de heroína a 150 personas sanas no producían un solo individuo que quisiera repetir, mientras otro grupo de personas con problemas graves de salud produjo un importante porcentaje de individuos que declaraban sentirse «más felices» desde la primera inyección, incluso cuando eran engañados y recibían un sucedáneo no psicoactivo.

En lo que respecta a casos de muerte por sobredosis, debe recordarse que tanto la heroína como la morfina, la codeína y el opio no adulterado producen una depresión respiratoria que conduce a un coma de horas. La inmensa mayoría de los casos actuales —cuyo prototipo es alguien que aparece muerto con la aguja clavada todavía en el brazo, por ejemplo en los servicios de un bar o sala de fiestas— provienen de sucedáneos mucho más fulminantes por esa vía (estricnina, quinina, otros matarratas, etc.). Jamás puede atribuirse a heroína una muerte casi instantánea o consumada en minutos. Como los forenses prefieren evitarse la autopsia y los jueces no objetan, hoy es sencillo asesinar a cualquier usuario incómodo sin mover a la menor sospecha; el expediente se archivará como «muerte por sobredosis de heroína».

Efectos subjetivos

La heroína se fuma, se aspira nasalmente y se inyecta. El empleo oral es menos eficaz, por provocar una asimilación inferior, y el rectal está en desuso. Aspirada, las sensaciones empiezan a los tres o cinco minutos, para alcanzar su cúspide como media hora después, e ir decreciendo luego durante unas cuatro; de ahí que el usuario no masoquista tome inicialmente cantidades mínimas, y vaya aumentándolas en función del efecto observado. La heroína fumada —normalmente en forma de *chino*, aspirando el humo que emite al ser calentada sobre papel de aluminio— provoca un efecto casi inmediato. La inyección intravenosa actúa en muy pocos segundos, con sensaciones casi siempre desagradables para el recién iniciado (si no le aquejan dolores o sufrimientos), que el usuario crónico atesora como momento de placer supremo.

Personalmente, no he experimentado nada semejante al recibir heroína intravenosa. Tuve sensaciones considerablemente más intensas con opio inyectado. La satisfacción atribuida al llamado «flash» de heroína me parece imposible sin que se haya establecido antes una relación especial del sujeto con la aguja en sí, y sin que haya también un grado previo de tolerancia. Pero esa relación con la aguja (gracias a la cual preferirá, por ejemplo, inyectarse heroína de pésima calidad a aspirar heroína pura, si se le pone en semejante disyuntiva), y cierto hábito ya formado o en avanzada formación, siempre me ha hecho pensar que el «flash» es ante todo interrupción de un desasosiego, y no tanto un placer positivo; faltará allí donde falte la manía de inyectarse, y el sujeto no esté poseído por vivas ansias de cambiar instantáneamente su ánimo; esto es, donde falte una prisa compulsiva.

Concluida la sensación inicial, el efecto depende de la dosis. Lo siguiente es un estado de desinterés o autosuficiencia ante las cosas habituales (con o sin vómitos), seguido de un estremecimiento que se desliza hacia semisueños tanto más breves cuanto mayor sea el grado de ebriedad. Si la dosis se modera —como hace con la bebida quien sabe beber—, puede producir algunas horas de calma lúcida y no enturbiada por el sopor, abierta al contacto con otros y a la introspección. No es nada semejante a una iluminación, ni a visiones realmente memorables, pero sí a la claridad que produce estar hibernado y despierto al mismo tiempo.

En definitiva, es la misma cosa que el opio, la morfina y hasta la codeína, atemperada por el hecho de deprimir menos, durar menos también y ser algo más penetrante a nivel intelectual. La intensidad del efecto apaciguador liquida preocupaciones y temores, como se aparta un visillo o se mueve un cubierto.

Los costes son también parecidos a los del opio y sus derivados, incluyendo el estreñimiento. Cualquier abuso se paga al día siguiente con intenso dolor de cabeza y debilidad; sólo dormir muchas horas permite cierto grado de recuperación, cosa que para el neófito toma al menos dos días. El feto de una madre habituada a cualquiera de ellos nacerá habituado, como acontece con el feto de una alcohólica.

Sin embargo, los opiáceos naturales se distinguen de sus sucedáneos sintéticos, alcohol y tranquilizantes de farmacia por no producir daños cromosomáticos, capaces de desembocar en mutantes o subnormales.

Principales usos

Siendo la heroína tan sedante como la morfina y menos depresora del sistema nervioso, circulatorio y respiratorio, parece más indicada en casos de temor y sufrimiento que en casos de dolor traumático, y siempre que se quiera obtener una analgesia compatible con la vigilia. En dosis mínimas, no psicoactivas, suprime la tos de modo fulminante.

Emplear esta droga para condiciones no transitorias —como insomnio crónico, desequilibrios de personalidad, etc.— equivale a contraer hábito en un plazo de dos o tres meses como máximo. Lo mismo debe decirse de cualquier droga apaciguadora, pero en el caso de la heroína es probable que la dependencia física aparezca antes; no sólo o fundamentalmente porque sea más adictiva (los barbitúricos, la metadona y otros opiáceos sintéticos son tan adictivos, cuando menos), sino porque su efecto resulta más grato. Por supuesto, una vez establecida esa dependencia, la persona irá insensibilizándose progresivamente a la euforia buscada.

Sin embargo, hay ocasiones no permanentes donde el pesar se hace poco menos que insufrible —el duelo por alguien amado, un ataque de celos, la frustración de algún proyecto que supuso mucho trabajo, etc.—, y allí el más enérgico de los opiáceos puede ser útil. Además de cortar el agudo sufrimiento inicial, es capaz de producir una distancia crítica que persiste a medio y largo plazo como desapasionamiento, sin necesidad alguna de renovar dosis. Mucho más común de lo que se cree, este tipo de empleo y sus ventajas son expuestas por cierto periodista joven.

En Estados Unidos, donde se han hecho sondeos garantizando el anonimato, más de nueve millones de personas declaran haber usado o usar heroína de modo ocasional, si bien apenas dieciocho mil piden cada año someterse a tratamiento de desintoxicación. Esto indica que un 0,18 por 100 de los consumidores se considera incapaz de autogobierno, mientras el 99,82 por 100 restante hace frente por sí solo no ya a las tentaciones de la dependencia, sino a un mercado negro lleno de peligros ajenos a la intoxicación misma. También se sabe que en Vietnam casi una cuarta parte de los soldados americanos usaba regularmente esta droga, si bien sólo un 12 por 100 de esa cuarta parte siguió haciéndolo cuando volvió a su país; las otras tres cuartas partes abandonaron el hábito sin ayuda especial.

Por lo que respecta al empleo lúdico o recreativo de esta droga, diría lo mismo que a propósito del opio, aunque el hecho de ser más adictiva sugiere precauciones acordes con ello. Su capacidad para retrasar o impedir el orgasmo (que se convierte en desinterés total más allá de dosis medias, o en casos de adicción intensa) puede crear esperanzas de utilidad para el eyaculador precoz. Las mujeres, en cambio, parecen disfrutar algo más de la sexualidad, tanto en fases preparatorias como en la orgásmica, siempre que se trate de las primeras tomas. Para reuniones amistosas, y fiestas de cualquier tipo, tiende a resultar a la vez demasiado fuerte y demasiado individual; sólo una dosificación cuidadosa impedirá que el evento se convierta en una especie de siesta colectiva al cabo de unas horas, quizá tras episodios de náuseas y vómitos en algunos participantes. Mayor interés intelectual presenta el estado de ensoñación o duermevela, aunque sólo cautive a quienes desean recorrer los pliegues de su mundo onírico.

Una vez conocido el grado de pureza (tanteando a partir de dosis mínimas), creo que el uso sensato pasa por administrarse de una sola vez la cantidad deseada (sea leve, media o alta), sin repetir hasta que el efecto eufórico haya desaparecido completamente; en otros términos, creo que no conviene superponer dosis, sino aplazar cualquier nuevo empleo. Sé por experiencia que esto sucede pocas veces, pero no deja de parecerme razonable, pues las desventajas (vómitos y neuralgias, por no hablar de intoxicaciones agudas) superan a las ventajas.

Queda mencionar, por último, la combinación de heroína con algún estimulante (cocaína, anfetamina, etc.), llamada *speedball* en el argot americano. Se trata de mantener las propiedades apaciguadoras con una intensa excitación del sistema nervioso, cosa semejante a querer subir y bajar a la vez. El caso es que, efectivamente, se logra algo análogo, y durante algún tiempo hay interesantes sensaciones mixtas, con el sosiego interno de lo uno y el vigoroso impulso a comunicarse de lo otro. Sin embargo, el equilibrio resulta inestable. Cuando la administración es intravenosa, y no existe el desfase temporal de efectos —mucho más rápido y breve el estimulante—, las personas tienden a consumir cantidades enormes de lo que excita para hacer frente a lo que apacigua, hasta terminar en estados de calamitosa sobredosificación. Cuando la administración no es intravenosa, suele vencer lo que apacigua.

En ambos casos, la intoxicación resulta cuando menos doble, y los inconvenientes somáticos quizá triples. Calculado para poder exceder los límites donde son soportables tanto heroína como estimulantes, el procedimiento del *speedball* es sin duda eficaz, pero eso no quiere decir que el organismo haya sido preparado para asimilar semejante cosa. Algo así sólo resulta posible con una extrema mesura —empleando pequeñas cantidades sucesivas del estimulante para contrarrestar la depresión orgánica del analgésico—, y dicha moderación resulta tan difícil en teoría como insólita en la práctica.

No es descartable que se descubra en el futuro algún fármaco capaz de unir lo sedante y lo excitante de un modo equilibrado, sin forzar ambos niveles. Por ahora, la ingeniería farmacológica sólo tiene ciertas esperanzas de descubrir y sintetizar sustancias capaces de retrasar o inhibir la tolerancia a opiáceos en general. Quien pretenda estar algún tiempo por encima del dolor y la apatía, a la vez, quizá logrará algo más próximo al éxito arriesgándose a los albures de un fármaco visionario potente.

Lo previo es aplicable a usuarios de heroína. Pero debemos tomar en cuenta que aquello disponible para la inmensa mayoría de sus consumidores rara vez supera el 5 por 100 de heroína. Lo circulante es o bien morfina de ínfima calidad o drogas de farmacia, en ambos casos cargadas con excipientes como lactosa, cacao en polvo y un largo etcétera.

Es absurdo imaginar que alguien esté alcoholizado bebiendo al día la ginebra que cabe en un cubilete de catador; y también es absurdo pensar que el alcohólico podría mantener su vicio bebiendo vino aguado hasta el 95 por 100. Sin embargo, vemos constantemente a personas convencidas de que puede haber heroinómanos en condiciones semejantes, y —cosa más asombrosa aún— vemos a un número considerable de personas que se consideran a sí mismas heroinómanas.

Lo primero se explica por simple falta de información. Lo segundo porque declararse adorador y víctima de una droga infernal posee perfiles atractivos para masoquistas e ilusos, porque los adulterantes actuales de la heroína son muchas veces drogas adictivas, y porque el complejo montado sobre la heroinomanía ofrece ventajas secundarias. La principal de ellas es *irresponsabilidad*, seguida de cerca por el hecho de que declararse heroinómano confiere hoy una pauta de vida cotidiana (lenguaje, vestuario, empleo del tiempo, relaciones sociales), así como posibilidades de reclamar atención ajena.

Estas ventajas secundarias impiden asegurar que todos cuantos se declaran hoy heroinómanos seguirían siéndolo (o lo serían *efectivamente*) si el producto puro existiese, y tuviera precios asequibles para no millonarios. A mi juicio, parte de ellos sí sería heroinómana —u opiómana—, al menos de modo temporal, como corresponde a personas que padecen altas cargas de angustia. Pero otra parte se encuentra fascinada por el ritual de la aguja, y el papel de víctima draculina. Mientras estuvo disponible a precios poco menos que de coste —como sucedió en Inglaterra hasta el ascenso de la señora Thatcher— pudo observarse que los aprendices de *junkies* («yonkis» en castellano) se sentían muy frustrados, y emigraban a países donde fuera posible escenificar su drama sin hacer el ridículo.

Como contaba cierto atracador juvenil español a un antropólogo:

> «El hecho de chutarte te creaba ya una historia. Llegó la moda, te ponías, y era como si fueras más. Es la aguja lo que te engancha. La heroína es una sustancia más, en un momento dado es como el vino. Pero te construyes una vida entera alrededor de eso. Y es como un núcleo tan pequeñajo en el que nadie hace nada, pero nada. Lo único es consumir en un círculo. No es: ahora tengo droga, ahora uso la droga para hacer eso o lo otro. Qué va, una vez que lo has conseguido, *a esperar que se acabe, a luchar para que se acabe*, para ponerse otra vez a buscar».

A nivel personal, múltiples administraciones no intravenosas —a veces durante diez días seguidos— nunca se vieron seguidas por cosa parecida a un síndrome de abstinencia, o fenómenos perceptibles de insensibilización. Probé el fármaco por primera vez hace más de dos décadas, y raro ha sido desde entonces el año en que no haya fumado o aspirado algunas o bastantes veces. Quizá sea innecesario aclarar que nunca me fascinó lo más mínimo el papel de yonki. Pero sin esa fascinación me parece difícil que alguien arrostre los trabajos imprescindibles para contraer una verdadera dependencia física.

El análisis del opio y sus derivados recomienda atender, por último, a sus virtudes *estimulantes*. Parece absurdo sugerir que los opiáceos son drogas productoras de energía en abstracto, como la cafeína o la cocaína, pues eso socava su condición de narcóticos o inductores de sopor. Sin embargo, unos veinte autoensayos con dosis moderadas de codeína y heroína antes o inmediatamente después del desayuno (prescindiendo de café, cacao o té ese día) me obligan a reconocer que crean una estimulación general difusa, cuyos efectos se prolongan con claridad durante tres o cuatro horas, para desaparecer luego de modo muy gradual, sin apenas inducción de cansancio o sueño.

Esta acción me parece tan innegable que considero posible engañar a un usuario ocasional de café (no a un adicto o cafetómano) sustituyendo la cafeína de tres tazas «exprés» por 5-7 miligramos de heroína o 70-80 miligramos de codeína. En ambos casos habrá una disposición superior de energía, sobre todo si la noche previa ha sido breve en sueño y la mañana está cargada de trabajo.

La principal diferencia entre la estimulación del narcótico (en dosis leves) y la del estimulante (en dosis medias y altas) es que los primeros no inducen nerviosidad o rigidez. Si creo que nunca será posible engañar a un cafetómano con heroína o codeína es porque el hecho mismo de elegir un uso intenso de cafeína delata una constitución psicosomática peculiar, más propensa a la apatía y la depresividad. Sólo una constitución que propenda a lo contrario —a estados que rozan la manía, el entusiasmo infundado—, parece capaz de asimilar los opiáceos como estimulantes, quizá porque disuelven o reducen mucho su agresividad natural. Ese tipo de temperamento, propenso a sobreactuar, se sentirá pronto demasiado excitado con cualquier estimulante puro, del mismo modo que su opuesto —el apático— usará tales drogas para cortar una espontánea tendencia al decaimiento. Con todo, los apáticos no experimentarán usando opiáceos un decaimiento comparable a la rigidez nerviosa que caracteres opuestos experimentan con excitantes.

A mi juicio, tales paradojas prueban una vez más que las drogas sólo pueden comprenderse de modo realista partiendo de su función, y que dicha función depende en enorme medida del carácter individual, así como de las circunstancias que rodean su empleo.

Sobre el uso de opiáceos en dosis leves, para trabajar o comunicarse relajadamente con otros, resta añadir que dos o tres días bastarán para inducir cierta laxitud inconcreta durante el resto de la jornada, y que cuatro o cinco provocarán una sensación general de fatiga, así como indicios de tolerancia. Una semana o algo más en estas condiciones, elevando algo las dosis, suscita disposiciones al letargo tan pronto como decae el efecto del opiáceo, a las seis horas aproximadamente. Esa tendencia cesará en cuarenta y ocho horas si se interrumpe el consumo. El estreñimiento, así como malas digestiones, acompañarán el cuadro de inconvenientes, sobre todo en el caso de la codeína. No conozco mejor remedio para el estreñimiento que una buena cantidad del mejor aceite de oliva (medio vaso de vino) con cada administración.

Innecesario es repetir que dosis altas de cualquier opiáceo harán honor a sus virtudes narcóticas, induciendo un característico cabeceo (dormirse y despertarse alternativamente), que impide tanto realizar cualquier tarea como mantener una simple conversación. Dosis medias reducirán a dos horas o menos el efecto estimulante, aumentando en una medida proporcional laxitud, fatiga y letargo. Mirando la cosa con realismo, el usuario puede considerar que el pago por la euforia disfrutada es una posterior reducción de energía, proporcional a la dosis; si fuesen leves, cada día de empleo se paga con otro de cansancio, y si fuesen medias la experiencia me sugiere que habrá dos días de cansancio. En otras palabras, una o dos semanas de generoso empleo —digamos dos o tres administraciones al día— producirán dos o cuatro semanas de «convalecencia».

En el otoño de 1993, la casualidad de encontrar varios gramos de heroína bastante pura (quizá hasta el 15 o 20 por 100) permitió que mi mujer y yo hiciésemos el ensayo más largo e intenso de nuestra vida. Tras unas cinco semanas de empleo creciente, la suspensión brusca produjo un cuadro de molestias: dolor de espalda parecido al de una gripe, insomnio o sueño poco profundo, necesidad de sonarse como al comienzo de un catarro, incapacidad para concentrarse y un notable cansancio durante el día. Estos síntomas desaparecieron tan pronto como empezamos a administrarnos dosis muy leves, prácticamente no psicoactivas. De ahí que sea juicioso no consumir nunca todo el producto, y guardarse una parte para evitar esas incomodidades.

En los tiempos que corren, donde se supone que la heroína produce una adicción irresistible, los aspectos éticos y estéticos de su empleo nunca se destacarán bastante. Usarla para obtener alegría —potenciando ventajas y reduciendo inconvenientes— es un reto para quien quiera gozar de su libertad, en vez de soportarla tan sólo. Tomar heroína de modo triste, esforzándose por consumir cada vez más, y más a menudo, delata males previos. Asido a la analgesia como el náufrago a su balsa, el adicto es un síntoma de malestar crónico, del mismo modo que el usuario ocasional es un síntoma de lo contrario.

También es cierto que para una vida desesperada no se han descubierto muchos calmantes mejores, y privar de su alivio a quienes sufren —siendo adultos para juzgar por sí mismos— no merece llamarse compasión humana. Pero entre los heroinómanos conviene distinguir al que lo habría sido también en condiciones de mercado libre y al yonki, que es una figura desconocida antes de la prohibición, y depende de algo satanizado, adulterado y artificialmente encarecido. Aunque este sujeto parece violar la prohibición, lo que en realidad hace es confirmarla; obra justamente como prevé el represor, y no sabemos a priori si eso le viene de aprender un papel, social o psicológico, o de que su estado de ánimo básico es el sufrimiento. En cualquier caso, ofrece un modelo puro de identificación con el agresor, como la bruja arrepentida del siglo XVI o el judío pronazi que apareció en algunos campos de exterminio.

Por lo que respecta al síndrome abstinencial, debo complementar lo antes expuesto con un consejo para quien realmente depende de algún opiáceo y quiera suspender su empleo evitando padecer efectos secundarios. Mi experiencia proviene de un amigo íntimo, acostumbrado desde hacía casi un año a consumir diariamente medio gramo de heroína callejera (unos 50 miligramos de heroína real, dada su buena fuente de aprovisionamiento), que se desintoxicó sin el menor síntoma orgánico adverso con un sistema muy sencillo, reduciendo gradualmente dosis durante cuatro semanas. Al caer la tarde tomaba dos comprimidos de un analgésico legal y no psicoactivo (concretamente clorhidrato de dextropropoxifeno), y 120 miligramos de codeína (usando cualquiera de los muchos otros específicos con base codeínica vendidos en las farmacias). Mi amigo no sufrió en ningún momento el cuadro clínico llamado *mono*, y al terminar el mes suspendió la medicación recién mencionada; tampoco entonces padeció manifestaciones de malestar.

Datos como este pueden ser desalentadores para más de un aspirante a yonki, y para más de un diplomado en drogoabusología. Pero valen más experiencias que advertencias —al menos allí donde reina la buena fe—. Los inconvenientes de un método como el recién mencionado no afectan a quien realmente haya decidido suspender algún hábito de heroína; el expuesto es un método barato, libre de patetismo y atenciones ajenas, totalmente legal.

II. Los otros fármacos de paz

Quedó ya expuesto que el opio y sus derivados tienen paralelos orgánicos en encefalinas y endorfinas, que se liberan espontáneamente en situaciones de estrés físico y psíquico. Los receptores de estas sustancias (o «receptores opiáceos») son muy numerosos, no sólo en el sistema nervioso central y el periférico, sino en otros órganos y tejidos del cuerpo humano.

Las demás drogas de paz no son siempre neurotransmisores, caracterizadas por la presencia en nuestro organismo de un receptor específico (una «cerradura» para la «llave» que representa dicho compuesto). Por ahora, sólo se ha descubierto que sí lo son las benzodiacepinas [véase más adelante], cuyos receptores se descubrieron primero en el estómago del ganado vacuno, y más recientemente en otros animales y en el ser humano. A diferencia de los estimulantes que no parecen ser neurotransmisores sino bloqueadores de la transmisión nerviosa («sinapsis»), y a diferencia del alcohol, cuyo mecanismo de acción sigue siendo en buena medida misterioso, si bien parece erosionar las membranas neuronales, buena parte de los analgésicos y tranquilizantes podrían tener correlatos internos, como las endorfinas y las encefalinas.

Sin embargo, los opiáceos naturales deprimen ante todo el sistema vegetativo, mientras los opiáceos sintéticos deprimen —salvo contadas excepciones— el sistema nervioso central. En otras palabras, unos reducen el nivel de actividad orgánica automática, liberando al psiquismo de su vinculación con tales operaciones, y otros reducen el nivel de actividad psíquica, produciendo formas de petrificación emocional e intelectual, cuando no una desinhibición que desemboca por otras vías en el embrutecimiento.

Para ser exactos, buena parte de los apaciguadores sintéticos reduce el oxígeno consumido por el sistema nervioso —asfixiando temporalmente el cerebro—, y casi todos inhiben algún neurotransmisor, mientras las encefalinas y endorfinas son sustancias neurotransmisoras en sí mismas. A efectos de proporcionar sedación y analgesia, la mayoría de ellos no ofrece más ventaja sobre los opiáceos naturales que ser *menos* euforizantes o eficaces, y no sugerir en medida comparable un régimen de automedicación.

Es, pues, sumamente dudoso que buena parte de los opiáceos y tranquilizantes sintéticos se emplearan en medicina de no estar prohibidos los naturales. Por otra parte, el negocio y el control implicado en los unos es muy inferior al negocio y control implicado en los otros. Cualquiera puede cultivar adormidera en su jardín o incluso en su terraza, y —si es laborioso— autoabastecerse como durante milenios fue regla; pero hacen falta laboratorios para elaborar la mayoría de los analgésicos, sedantes y somníferos vendidos en farmacia.

No son quizá ociosas unas palabras del dramaturgo Antonin Artaud:

> «Suprimid el opio, pero no impediréis que haya almas destinadas al veneno que fuere [...]. Veneno de la debilidad enraizada del alma, veneno del alcohol, veneno del tabaco, veneno de la asocialidad. Hay almas incurables y perdidas para el resto de la sociedad. Quitadles un recurso de locura e inventarán otros mil, absolutamente desesperados».

Comprobaremos que a la inventiva de consumidores «incurables» se sumó de lleno la industria farmacéutica, lanzando un gran número de recursos que bien merecen llamarse «desesperados».

1. Sucedáneos sintéticos del opio

Derivados muchas veces de alquitrán de hulla y aceite pesado, los opiáceos de síntesis empezaron a aparecer masivamente poco antes de estallar la Segunda Guerra Mundial, en parte porque permitían esquivar las restricciones legislativas al uso de los naturales, y en parte porque aseguraban una autonomía a los futuros contendientes, que podrían ver cortados sus suministros de opio durante el conflicto.

Algunos son menos activos que la morfina (como meperidina o pentazocina), y bastantes son más activos. La buprenorfina (*Buprex*) por ejemplo, es unas cuarenta veces más potente por unidad de peso, y ciertas formas de fentanilo (usado en anestesia general) llegan a ser hasta seis mil veces más potentes; el techo parece corresponder por ahora a la etorfina, que con diez mil veces menos cantidad produce un efecto narcótico comparable. Naturalmente, estas sustancias se emplean para adulterar o suplantar a la heroína en el mercado negro, producidas directamente por laboratorios clandestinos o mediante partidas del mercado farmacéutico legal desviadas con tales fines.

Como la lista de estos compuestos abarca cientos de sustancias, aludiré a tres entre las más promocionadas.

a) Metadona

Posología

Esta sustancia es algo más potente que la morfina, pues induce analgesia ya en dosis de 5 miligramos, que equivalen a 10 o 12 de morfina. Con todo, su margen de seguridad es inferior, porque no hay un paralelismo estricto entre analgesia y depresión respiratoria, y ésta persiste cuando la analgesia ha desaparecido ya. Como consecuencia de ello, y sobre todo de que su fijación a los diversos centros cerebrales es variable, pueden producirse acumulaciones peligrosas simplemente por renovación periódica de dosis idénticas. La cantidad mortal empieza a los 50 miligramos para una persona de unos 70 kilos y sin hábito; como 5 miligramos son ya activos, su margen de seguridad ronda el 1 a 15, aunque —por los motivos recién expuestos— parece más prudente fijarlo en 1 a 10. Con respiración asistida ese margen aumenta mucho, como sucede con los opiáceos naturales.

Se asimila bien por vía oral, y la acción de dosis leves o medias persiste durante diez o doce horas, casi el doble que en el caso de morfina y heroína. Por contrapartida, su vida media en el organismo es de 13 a 55 horas, mientras heroína y morfina nunca superan las 3. Al retirarse del consumo, un heroinómano se despoja de todo rastro de heroína en tres o cinco días, mientras un metadonómano conserva esa sustancia unos quince. De ahí que algunos farmacólogos la definan como «cárcel química».

Los demás efectos secundarios se parecen a los de la morfina (estreñimiento, depresión generalizada), aunque la larga permanencia del fármaco en los tejidos orgánicos sugiera mayores precauciones en caso de insuficiencia hepática o renal. Por lo que respecta al síndrome de abstinencia, oímos decir que es «suave» en comparación con el de opiáceos naturales. Lo cierto es que resulta dos o tres veces más prolongado. Como todos los mantenidos en metadona reciben la droga pura, mientras los llamados heroinómanos rara vez usan heroína con concentraciones superiores al 5 por 100, en la práctica resulta mucho más grave y nocivo el síndrome de los primeros que el de los segundos. Sólo son excepción los heroinómanos que consumen sucedáneos adictivos de otro tipo (como barbitúricos y tranquilizantes), pues en tal caso su reacción abstinencial puede ser extremadamente dura.

Es conocida la capacidad de la metadona para interrumpir el síndrome abstinencial de opiáceos naturales. Un adicto de morfina que esté administrándose 500 miligramos diarios, por ejemplo, no sufrirá síntomas físicos de privación si recibe a cambio 150 miligramos de metadona. Basándose en ello, quienes preconizan el tratamiento sustitutivo con metadona van elevando el consumo de esta droga hasta producir el llamado «bloqueo narcótico», un estado donde ni siquiera altas dosis de heroína podrían provocar reacciones eufóricas.

Efectos subjetivos

En cantidad suficiente, la metadona produce cierta sedación y analgesia. Mi experiencia se limita a unas diez grageas, creo que de 5 miligramos, y coincido con los verdaderos conocedores en que se trata de un apaciguador psíquicamente muy romo, nada satisfactorio como vehículo eufórico. El usuario percibe en vez de calma una promesa incumplida de tal cosa, experimentada como a lo lejos, de un modo frustrante, sin inclinación a relacionarse relajadamente con otros, y privado también de las ensoñaciones que constituyen la parte estética de opio y heroína.

Ello explica que una inmensa mayoría de los mantenidos en metadona traten de reorientar su estado con alcohol, estimulantes y tranquilizantes, para potenciar sus efectos analgésicos, o para limar aspectos incómodos de la intoxicación. Semejante cosa pone en entredicho el «bloqueo narcótico» pretendido, salvo que por narcótico se entienda única y exclusivamente heroína. Como decía un adicto sostenido por el municipio de Nueva York: «Yo no soportaba los *Valiums*, pero si los tomo con zumo de metadona es como si tuviese una fábrica de niebla en el cerebro; siempre que tomo zumo me inyecto coca».

Principales usos

La metadona sólo parece útil para: *a)* abandonar un hábito de opiáceos naturales sin sufrir de inmediato una reacción de abstinencia; *b)* mantener el hábito —e incluso incrementarlo— sin estigma social.

Por lo que respecta a la primera finalidad, quien decida dejar la heroína con ayuda de metadona actúa como quien decide abandonar el whisky con ayuda de ginebra; no hay exageración alguna en el ejemplo, pues ambas sustancias son igualmente adictivas, aunque la resaca de la segunda es superior a la resaca de la primera. A mi juicio, esta sustitución sólo puede ser de provecho si el individuo quiere, conscientemente, sustituir una droga con alto valor eufórico por otra con mínimo valor eufórico; si está realmente decidido a prescindir de la eufórica, no es descabellado administrarse durante algunos días o semanas la poco eufórica, y más adelante hacer frente a la reacción abstinencial. Sin embargo, son muy raros —a nivel estadístico— estos casos de auténtica buena fe, y allí donde existen es innecesario hacer desvíos semejantes: el sujeto decide abandonar el vicio, y de un modo súbito o gradual cumple su propósito. Recordemos que el factor *menos* decisivo para la persistencia de un hábito son unos días de molestias, y que mucho más peso tiene ese hábito en administración del tiempo, relaciones sociales, estado de ánimo, etc., del sujeto.

Por lo que respecta a la segunda finalidad, que es mantener una dependencia sin estigma, e incluso con subvenciones como bonos de comida o terapia de apoyo psicológico, su principio no es otro que la hipocresía, y su resultado tampoco puede ser otro que una pluridependencia. El porcentaje de personas que dejan de usar heroína entrando en programas de metadona es incomparablemente inferior al porcentaje de personas que por propia iniciativa abandonan o controlan satisfactoriamente el consumo de esa droga. De hecho, parece que en el mundo entero ni un solo consumidor de metadona por consejo público ha dejado de ser para sí, y para los demás, un adicto; los acogidos a esa supuesta beneficencia hacen pronto o tarde operaciones de reventa en el mercado negro, padecen la misma proporción de intoxicaciones accidentales y, por supuesto, conservan intacta la nostalgia de un apaciguador euforizante.

b) Buprenorfina

Lo mismo cabe decir de otros narcóticos ofrecidos por el mercado blanco, como ahora sucede con la buprenorfina (*Buprex*). En dosis analgésicas (dos o tres comprimidos de 0,2 miligramos) induce un cuadro parecido al de la metadona, con posibles náuseas, vómitos, vértigo y sudoración. Posee también una larga vida media, lo cual explica que el síndrome de abstinencia sea bastante más prolongado que el de heroína o morfina, y *empiece días después de haberse suspendido la administración*. Dos experiencias, con dosis medias, me confirman que el efecto subjetivo se parece al de la metadona; es un estado mucho más próximo al sordo estupor que al semisueño, acompañado por dificultades para coordinar los movimientos, que al día siguiente induce abatimiento, molestias intestinales y otras sensaciones incómodas. Hacerlas desaparecer es un motivo para repetir la administración.

En otras palabras, constituye una droga casi exclusivamente adictiva, que «engancha» sin producir euforia, tras de la cual empieza a montarse un emporio como el que inauguró la metadona. Esos intereses se atreven incluso a preconizarla como cura para usuarios (compulsivos o no) de cocaína, alegando que monos acostumbrados a usar el estimulante redujeron su consumo al recibir altas dosis de buprenorfina. Por el lado *underground*, algunos adictos norteamericanos dicen que unida a ciertos sedantes (los que contienen glutetimida) produce efectos eufóricos.

c) Pentazocina

No vale la pena perder mucho tiempo con toxicología y usos sensatos de este producto, que es uno más en la *malizia* farmacológica contemporánea. Tres veces menos potente que la morfina como analgésico, y de efectos mucho más groseros, su principal característica es un margen de seguridad ridículamente pequeño. La dosis mínima para combatir dolores medios y graves es de 50 miligramos, pero más allá de los 60 puede producir desastrosos efectos secundarios: entre ellos, no sólo depresión respiratoria, taquicardia y brusco aumento de la presión arterial, sino brotes de conducta demente y episodios de malestar muy intenso. Por supuesto, eso no disuadió a bastantes usuarios, que faltos de productos más refinados recurrieron a la pentazocina. Poco después de aparecer en el mercado, los yonkis norteamericanos descubrieron que podía proporcionar experiencias más eufóricas si se combinaba con jarabes para la tos (por la codeína), y sigue empleándose así en casi todo el mundo.

Naturalmente, dicha mejora no interrumpe el proceso de imbecilización puesto en marcha por el uso crónico.

Ese caso se parece al de otros muchos apaciguadores sintéticos, ejemplificados brillantemente por la talidomida, que llegó a venderse en modalidades infantiles llamadas *babysitter*. Como es sabido, entre 1961 y 1962 no menos de 3.000 niños nacieron con espantosas malformaciones a causa del sedante «eficaz e inofensivo», y cientos de miles fueron abortados para evitar semejante eventualidad.

2. Tranquilizantes «mayores» (o neurolépticos)

Dentro de esta rúbrica se incluyen unos doce grupos de sustancias consideradas útiles para tratar la depresión, la manía y, en general, lo que hoy es denominado psicosis por contraste con neurosis. Como no han sido sometidos a fiscalización internacional, y se venden a veces sin receta en la mayoría de las farmacias, resulta imposible calcular siquiera sea de modo aproximado la enorme producción mundial contemporánea. Sí debe indicarse, con todo, que el coste de su elaboración es mínimo, y que se emplean también como adulterante o «corte» de drogas ilícitas. Entre los más conocidos están las fenotiazinas (reconocibles por la terminación *zina*), el haloperidol y la reserpina, comercializados con docenas de nombres distintos en cada país, como *Largactil, Meleril, Eskazine, Deanxit, Modecate, Decentan, Thorazine*, etc.

Posología

El principio general de estos fármacos es inducir una reacción que en altas dosis constituye catalepsia, por reducir el consumo de oxígeno en el tejido cerebral. Con frecuencia requieren varios días de administración para desplegar su potencia. El margen de seguridad varía considerablemente entre grupo y grupo, aunque suele ser inferior al de los opiáceos y sus sucedáneos sintéticos. Bloquean o destruyen algunos de los principales neurotransmisores (dopamina, norepinefrina, serotonina).

La entidad de los efectos secundarios aconseja a menudo la hospitalización inicial del paciente. Entre ellos están: parkinsonismo, destrucción de células en la sangre (agranulocitosis), obstrucción hepática con ictericia, anemia, excitación paradójica, vértigos, visión borrosa, retención urinaria, estreñimiento, irregularidad menstrual, atrofia testicular, alergias cutáneas, arritmias cardíacas, congestión nasal, sequedad de boca, bruscos ataques de parálisis muscular, trastornos del peso (desde una marcada obesidad a pérdida de masa muscular), discinesia (movimientos rítmicos involuntarios de boca, lengua o mandíbula), síndrome maligno con hipertermia y muerte repentina inesperada.

Como no es necesario administrar dosis altas para que tales efectos se produzcan, y la tolerancia se establece con rapidez, los llamados tranquilizantes mayores pueden alinearse entre las drogas muy peligrosas. Ningún grupo de psicofármacos crea en clínicas tantas intoxicaciones agudas y letales por prescripción del propio personal terapéutico. Agravando esos peligros, durante las últimas décadas se han generalizado tranquilizantes de acción prolongada —inyectados por vía muscular cada una o dos semanas—, que cuando producen reacciones adversas sumen al individuo en una situación crítica, pues resulta imposible interrumpir la impregnación del organismo.

Efectos subjetivos

Orgullo de la psicofarmacología antieufórica, estas drogas se presentan como sustancias que producen un estado de indiferencia emocional sin trastornos perceptivos ni alteración de las funciones intelectuales. De ahí que se conozcan como neurolépticos (del griego *neuro* o nervio, y *lepto* o atar).

Pero una indiferencia emocional sin modificación perceptiva o intelectual equivale a un círculo cuadrado, y tal pretensión es contradicha inmediatamente por los hechos. H. Laborit, que fue el primero en experimentar con neurolépticos, tuvo la honradez de llamarlos «lobotomizadores químicos», ya en 1952.

Es insostenible no considerar estupefacientes en el más alto grado a sustancias que producen una petrificación o «siderismo» en las emociones, bloqueando la iniciativa de la persona y hasta haciendo que se comporte a veces como un catatónico, incapaz de realizar el más mínimo movimiento aunque se encuentre en la más absurda de las posturas, o forzado a tics compulsivos de la cabeza y al parkinsonismo.

Por otra parte, esas rigideces, temblores o muecas no son sino la superficie de algo más atentatorio aún para la dignidad humana. El individuo sometido a neurolepsia está expuesto a trastornos radicales en potencia sexual y capacidad afectiva; no sólo sufre frigidez o inhibiciones en la eyaculación, sino una degradación en el deseo erótico que algunos psiquiatras consideran irreversible cuando los tratamientos han sido prolongados o frecuentes. Una de las consecuencias inmediatas de la administración es aumento del apetito, que se interpreta como una reorganización de la libido y el intelecto: la petrificación afectiva hace que la libido del sujeto abandone la genitalidad para centrarse en la deglución, tal como su curiosidad e iniciativa intelectual se transforman en actitudes flemáticas y robotizadas.

Como el espíritu humano no se presta con facilidad a esa degradación, uno de los efectos secundarios más conocidos es la llamada acatisia, un estado de inquietud extrema descrito como «sensación de querer saltar fuera de la propia piel», que en formas menos agudas se manifiesta como incapacidad para estarse quieto, aunque los movimientos carezcan de objeto alguno. No en vano la principal eficacia terapéutica atribuida a los neurolépticos es el sentimiento de alivio posterior a la *suspensión* del empleo, cuando el cuerpo logra liberarse de la intoxicación, y el psiquismo abandona su desplazamiento al estómago y la deglución como centros básicos. Suena a burla que este cuadro de efectos somáticos y mentales se describa como «neutralidad emocional sin trastornos de conciencia», como afirman los manuales de psicofarmacología al uso.

Años antes de conocer los datos recién expuestos, y sin sentir prejuicio alguno ante este tipo de fármacos, quise comprobar la naturaleza de su intoxicación e ingerí unas gotas de haloperidol. Dejé papel y pluma al alcance de la mano y sólo acerté a escribir: «inconcreta desdicha». Dos gotas más borraron cualquier rastro de autoconciencia. No he tenido coraje científico suficiente para repetir el experimento.

Principales usos

Los atanervios o neurolépticos se consideran no ya recomendables sino imprescindibles en el tratamiento de esquizofrenia, manía y depresión, en casos de ansiedad y para «farmacodependencias».

Por lo que respecta al tratamiento de esquizofrénicos, maníacos y deprimidos, su utilidad principal es poner una camisa de fuerza invisible pero férrea, permitiendo que el sujeto permanezca en su casa, y hasta acuda en ocasiones a trabajos rutinarios. No puedo pronunciarme sobre las ventajas respectivas que ofrecen camisas de fuerza químicas y camisas de fuerza textiles, ni sopesar aquí las ventajas del trato psiquiátrico clásico (electroshock, coma insulínico, reclusión, lobotomía, etc.) comparado con la terapia basada sobre estos tranquilizantes.

A mi entender, los tratamientos son tan admisibles cuando cuentan con el *sí* del sujeto como deplorables cuando se decretan sin consultarle, y sin informar en detalle sobre los efectos aparejados al empleo sistemático. Sea como fuere, las tendencias de la psiquiatría institucional —y diversas normas jurídicas— van por direcciones diametralmente distintas.

Por lo que respecta a casos de ansiedad, aguda o no, y de depresión me parecen más recomendables los opiáceos naturales, aunque ni las leyes ni la práctica médica actual contemplen el empleo de tales drogas para una finalidad semejante.

En cuanto al tratamiento de «farmacodependencia», hay que distinguir episodios críticos (el *delirium tremens* alcohólico, una experiencia de delirio persecutorio inducida por LSD o fármacos afines), y simplemente el hecho de consumir —crónicamente o no— drogas ilícitas. En el primero de los supuestos, y especialmente cuando hay brotes maníacos o persecutorios, creo que puede estar justificada la administración. El segundo supuesto raya en lo criminal, a mi juicio, pues si alguien no muestra signos de querer atacar a otros o autolesionarse, nadie debería poder administrarle un lobotomizador químico, siquiera sea temporalmente.

Un tema conexo es el de quien no desea seguir viviendo. Considero que el suicidio es un derecho civil, y que cualquier adulto está legitimado para ponerlo en práctica. Sin embargo, hay casos claros de obnubilación pasajera —por hallarse el individuo intoxicado, o bajo el efecto de alguna desgracia reciente—, y en ellos me parece también un deber de humanidad contribuir a que no dé el paso a la ligera, incluso usando sedantes o neurolépticos algunos días.

3. Tranquilizantes «menores»

Si las drogas recién examinadas se emplean para las formas de conducta y pensamiento llamadas «psicóticas», este segundo tipo de tranquilizantes se considera indicado para las formas de conducta y pensamiento llamadas «neuróticas». Entendiendo que la angustia es el denominador común del ánimo neurótico, y que son eficaces para combatirla, se denominan *ansiolíticos* (liquidadores de la ansiedad, etimológicamente).

Hay al menos seis grupos de sustancias incluidas dentro de esta categoría, vendidas con miles de nombres distintos por el mundo. En el mercado español, por ejemplo, muchas denominaciones resultan sugestivas: *Psicoblocan, Pertranquil, Sedatermin, Serenade, Templax, Psicopax, Sedotime, Duna, Tensotil, Atarax, Harmonín, Calmirán, Aplakil, Neurofrén, Ansiowas, Oasil relax, Tranxilium, Trankimazín, Oblivón, Dominal, Ansiocor, Calmavén, Loramed, Pacium, Relaxedam...* Otras —como *Valium, Rohipnol, Halción* o *Dormodor*— no llevan tan directamente la propaganda en el nombre.

Descubiertas a partir de los años cincuenta, y normalmente extraídas del aceite pesado, con costes radicalmente inferiores a los de opiáceos naturales, estas drogas se producen hoy en cantidades portentosas. En 1977, por ejemplo, en Estados Unidos se sintetizaron 800 toneladas de benzodiacepinas —una de sus subvariantes—, lo cual equivale a 400 dosis medias (de 10 miligramos, considerando que bastantes son psicoactivas ya desde un miligramo) por cabeza/año. En 1985, Naciones Unidas calculaba que unos 600 millones de personas en el mundo tomaban todos los días uno o varios ansiolíticos. Vale la pena saber que los países del Tercer Mundo han propuesto varias veces controlar su dispensación, y que los desarrollados —fabricantes de las mismas— han tendido y tienden a considerarlas «sin potencial de abuso». Concretamente Estados Unidos ha propuesto, repetidas veces, convertirlos en mercancías de venta libre. Hoy se aproximan a la mitad de todos los psicofármacos recetados en el planeta.

Las sustancias más antiguas de este grupo son el clordiacepóxido (*Librium*) y el meprobamato o procalmadiol (*Dapaz, Alginina, Oasil, Artrodesmol*, etc.). Este último fue comercializado a bombo y platillo por laboratorios norteamericanos como *the happy pill* («la píldora feliz»), mientras en Europa era denominado «tratamiento inocuo para la neurosis». A ambos lados del océano se insistió en que no era para nada un narcótico adictivo, si bien hoy es de dominio público que produce un síndrome abstinencial muy superior en gravedad al de la heroína; a los síntomas de malestar intenso se añade un delirio del tipo alcohólico-barbitúrico, con convulsiones como de gran mal epiléptico que pueden ser mortales en una considerable proporción de los casos. Orgánicamente, es también de dominio público —hoy, no durante las dos décadas largas de uso masivo— que produce letargia, estupor y coma con relativa facilidad, y que a esos riesgos añade —en caso de adicción— perspectivas de anemia y hasta de leucemia. Añadido a bebidas alcohólicas, y a antidepresivos tricíclicos, induce estados de gran confusión e interrumpe el movimiento coordinado. De hecho, el meprobamato constituye uno de los psicofármacos con menos margen de seguridad; su dosis activa mínima es de 400 miligramos, y bastan 4 gramos para producir un coma, lo cual significa un margen de 1 a 10. Sin embargo, crean tolerancia, y se conocen sujetos capaces de consumir hasta 10 gramos diarios, aunque vivan prácticamente idiotizados. Cuatro comprimidos producen una embriaguez de tipo alcohólico.

a) **Las benzodiacepinas en particular**

La herencia de la «píldora feliz» ha correspondido a otra familia de drogas, que hoy domina de modo indiscutido la psicofarmacología legal.

Posología

Los treinta y tantos compuestos de este grupo pueden ser detectados a menudo por la terminación *lam* o *lan* (triazolam, oxazolam, estazolam, etc.) y por la terminación *pam* o *pan* (diazepam, lorazepam, lormetazepam, flurazepam, flunitrazepam, clonazepam, etc.) si bien hay bastantes excepciones como, por ejemplo, el clorazepato (*Tranxilium, Naius, Dorken*, etc.) o el clordiacepóxido (*Librium, Normide, Paliatín, Eufilina*, etc.).

Básicamente, se distinguen de otros narcóticos y sedantes sintéticos porque no deprimen de modo generalizado el sistema nervioso, sino sólo partes del mismo (el sistema límbico ante todo). En dosis pequeñas o medias son sedantes, y en dosis mayores funcionan como hipnóticos o inductores de sueño, aunque algunos (debido a sus específicas propiedades) se emplean como sedantes y otros como hipnóticos. Son también relajantes musculares, que producen distintos grados de amnesia al bloquear la transferencia de información desde la memoria inmediata a la memoria a largo plazo. Recientemente se ha descubierto un receptor benzodiacepínico en diversos animales, y en el hombre, lo cual demuestra su naturaleza de neurotransmisor innato, análoga a la de las endorfinas y encefalinas.

Como las demás drogas de paz, poseen un alto factor de tolerancia y pueden producir dependencia física, con un peligroso síndrome abstinencial, que a los síntomas comunes en el producido por opiáceos añade temblor y convulsiones intensas. Naturalmente, para ello es preciso emplearlos con prodigalidad, si bien incluso dosis medias crean dependencia orgánica cuando se administran algunos meses. Para desencadenar un síndrome intenso con clordiacepóxido, por ejemplo, basta usar 300 miligramos diarios durante algunas semanas, o 30 miligramos al día varios meses; si se tiene en cuenta que los prospectos de esta droga preconizaban de 5 a 50 miligramos diarios, sin mencionar el síndrome abstinencial, cabe formarse una idea de su probidad científica.

Más indeseables todavía que el síndrome de carencia pueden resultar otros efectos de la habituación, como sucede con las demás drogas adictivas. Entre ellos destacan episodios depresivos más o menos graves, desasosiego y un insomnio duradero, así como trastornos en la administración del tiempo o la capacidad de concentración. Los efectos secundarios incluyen somnolencia, confusión, movimientos involuntarios, mareos, dolor de cabeza y estómago, diarrea, estreñimiento, sequedad de boca y depresión.

Otro inconveniente de las benzodiacepinas es su larga permanencia en los tejidos. Por poco que el hígado no asimile perfectamente, el diazepam (*Valium, Aneurol*, etc.) por ejemplo puede alcanzar vidas medias superiores a las cien horas. Incluso en caso de perfecto funcionamiento visceral, muchas benzodiacepinas se transforman en DMD (dimetildiacepina), que posee una vida media de 70 horas. Por consiguiente, para alcanzar el estado que se llama de equilibrio —a cuyos efectos son necesarias 5 vidas medias— es preciso, ya de entrada, esperar dos semanas. Esta alta impregnación hace difícil, cuando no imposible, combatir la aparición de efectos indeseados como hiperexcitabilidad, depresión respiratoria, vértigos, amnesia y reducción genérica de las funciones ideativas. Un caso singularmente dramático puede producirse con los embarazos, pues las benzodiacepinas alteran la génesis del embrión en los primeros meses, y —aunque la madre haya interrumpido el uso de dichas drogas antes de concebir— es posible que la concentración en plasma siga siendo elevada.

Por contrapartida, la principal ventaja de estas drogas es su gran margen de seguridad. Activas ya desde los 5 miligramos e incluso bastante menos —el lorazepam (*Orfidal, Idalprem*, etc.) lo es desde 1 miligramo—, suelen requerirse dosis entre 200 y 500 miligramos para inducir un coma. Con todo, se han producido intoxicaciones muy graves con lorazepam, y casos de muerte con otras benzodiacepinas ya a partir de 250 miligramos en una sola toma. Dependiendo de cuál se trate, el margen de seguridad puede fijarse entre 1 a 60 y 1 a 100, aunque si alguien no habituado alcanza esas dosis requerirá serios cuidados médicos.

Efectos subjetivos

Como todos los demás sedantes, las benzodiacepinas moderan la ansiedad y la tensión, induciendo un estado anímico descrito a veces como «tranquilidad emocional». Experiencias con diversos tipos me sugieren llamar a esa tranquilidad amortiguación de la vida psíquica. Especímenes perfectos de drogas evasivas, la analgesia corporal del opio o la heroína se convierte allí en analgesia mental, desprovista de fantasías y reflexividad. No crean una corriente de ensoñación que comunique conciencia y subconsciente.

Son drogas productoras de *conformidad*, que inicialmente sortearon los controles legales por revelarse muy útiles para la domesticación. Amansan a monos y gatos, inhiben reacciones de lucha en ratas y ratones, apaciguan a tigres y leones. Lo mismo sucede con el opio, por ejemplo, pero a nivel humano el opio tiene poco de conformista, ya que la sedación no implica reducir ideación, mientras aquí se basa precisamente en una ideación reducida o asfixiada.

Los prospectos de benzodiacepinas suelen mantener que «estabilizan el estado psíquico sin influir sobre las actividades normales del individuo». Esto no es cierto. Ya en dosis leves provocan aturdimiento, dificultades para hablar y coordinar la actividad motriz, estupor y resultados afines. Bastan 2,5 miligramos de diazepam (las grageas suelen ser de 5 o 10 miligramos) para crear confusión intelectual a un neófito. De ahí que estén contraindicadas para conducir vehículos y manejar maquinaria en general. Por otra parte, no es posible reducir la ansiedad sin modificar el estado de ánimo, y quien pretenda lo contrario está alimentando una mentira.

Varios conocidos —de muy distintas edades, condición social y cultura— padecieron trastornos serios por suspender un uso regular de estos tranquilizantes. En realidad, creo que más allá de los cuarenta años como una tercera parte de los occidentales usa benzodiacepinas para combatir estrés o insomnio, siendo por ello importante que sus riesgos sean de dominio público. Otra cosa es que puedan hacer frente sin ayuda química a las circunstancias de la vida actual, pues quien se somete al conjunto de condiciones imperantes en nuestras ciudades tiende de modo espontáneo a padecer ansiedad y problemas del sueño.

Debe tomarse en cuenta, por último, que las benzodiacepinas producen efectos muy distintos en dosis leves y dosis altas. Por ejemplo, el flunitrazepam (*Rohipnol*, etc.) es narcótico en una banda que abarca desde 0,25 a 2 miligramos, pero por encima de ella crea cuadros de desinhibición y gran actividad, casi siempre muy agresivos, acompañados por amnesia y ausencia de cualquier sentido crítico. Comprado o detraído de las farmacias por toneladas, este específico es el fármaco por excelencia en reformatorios y penitenciarías españolas, donde causa la mayoría de los conflictos atribuidos a «la droga».

Principales usos

El empleo sensato es ocasional, para tensiones debidas a causas externas o internas, y siempre calculando que las benzodiacepinas no ayudarán jamás a alcanzar *claridad*. Por ejemplo, serán contraproducentes si la ansiedad se relaciona con un examen, o cualquier prueba donde sea preciso ejercitar coordinación mental o corporal.

Sin embargo, las causas de tensión no suelen ser transitorias sino duraderas, como relajarse todos los días antes de dormir o no padecer angustia cotidianamente. Quien use drogas con esta finalidad está maduro para contraer hábito, y sólo una cuidadosa planificación podrá defenderle de las consecuencias indeseables aparejadas a ello, que se hacen patéticas al alcanzar niveles de insensibilidad y dependencia física a la vez. La planificación implica hacer el mayor número posible de pausas en el consumo, y —cuando eso no resulte posible— ir cambiando de tipo cada mes o dos. También es del mayor interés empezar usando las mínimas dosis activas, pues a menudo basta una cuarta parte o la mitad de un comprimido para obtener efectos.

Cuando se trate de inducir sueño, las mejores benzodiacepinas son las de vida media corta (triazolam, medazepam, clorazepato, prazepam), pues reducen al mínimo la impregnación del organismo por el fármaco. Sin embargo, esto sólo es posible cuando los problemas de insomnio conciernen a la inducción inicial; muchas personas caen dormidas con facilidad, y si algo necesitan es mantener una larga sedación que les evite despertarse en mitad de la noche. Naturalmente, en estos casos no se puede evitar el empleo de benzodiacepinas con vida media más prolongada.

Dosis medias o altas de estas drogas pueden combinarse con bebidas alcohólicas, para producir un efecto potenciado. Pero la ebriedad derivada de la mezcla resulta tosca, y no pocas veces agresiva, con una desinhibición semejante a la del borracho perdido. La coordinación muscular resulta tan desastrosa que suelen producirse tropiezos y caídas, aunque el intoxicado rara vez sienta los golpes hasta el día siguiente. Mi experiencia sugiere que las reuniones con pastillas y alcohol pueden ser alguna vez amenas —como un circo donde todos compiten al nivel de los despropósitos—, pero que se consiguen efectos mucho mejores empleando hipnóticos como la metacualona (*Torinal, Dormidina, Pallidan, Quaalude, Mandrax*, etc.), aunque esta droga sea más tóxica, y las sobredosis maten por hemorragias internas. En cualquier caso, quien intervenga en ceremonias tales arriesga romperse la crisma, hacer increíbles tonterías y hasta intoxicarse de modo irreparable.

El valor de las benzodiacepinas para la introspección es nulo; me parecen igualmente inútiles para que alguien entre en alguna relación de tipo espiritual o carnal con otros.

4. Somníferos

El campo de los narcóticos sintéticos prosigue con muy diversos tipos de sustancias (llamadas tranquilosedantes e hipnótico-sedantes), y no entraré en ellas para evitar que el lector se vea abrumado por simples datos. Sin embargo, conviene mencionar una familia específica —la de los barbitúricos—, que sigue siendo bastante vendida en los cinco continentes.

El hecho es que hasta aparecer los llamados tranquilizantes menores no había otro recurso legal para hacer frente al cajón de sastre llamado «trastornos funcionales e insomnio». Adaptados al principio de que faltando pan buenas son tortas, los médicos recetaron con enorme generosidad estas drogas (reconocibles generalmente por la terminación en *al*). Durante mi niñez y adolescencia las mesillas de noche y los botiquines caseros abundaban tanto en *Seconal* y *Luminal* como hoy en *Valium* o *Tranxilium*.

Pero la venta libre les mantuvo al abrigo de la pasión por lo prohibido, y otras consecuencias del mercado negro. Su imperio durante medio siglo se vio acompañado por una moderación espontánea de los usuarios; sólo una pequeña parte (el 0,3 de la población aproximadamente) usó sin mesura los económicos botes de píldoras puestos a su alcance. Esto resulta llamativo, considerando que son drogas con un potencial de abuso muy alto, por no decir que casi incomparable, debido a sus características farmacológicas.

Posología

Hay barbitúricos de acción ultracorta (como el pentotal o el tiamital, que se utilizan en anestesia), corta (pentobarbital, secobarbital), media (amobarbital, butabarbital) y larga (barbital, fenobarbital). Sin entrar en los detalles de cada grupo de poco sirven indicaciones sobre dosis activas mínimas y dosis letales. Baste decir que la intoxicación aguda mata casi infaliblemente —si no se produce una intervención inmediata—, en cualquiera de los tipos. La muerte sobreviene por lesión del cerebro debida a falta de oxígeno, y otras complicaciones (como pulmonía) derivadas de la depresión respiratoria. En ocasiones el sujeto se ahoga intentando lavarse el estómago, al ser incapaz de expulsar su propio vómito.

Son también fármacos muy duros para el hígado y el riñón, que lesionan el cerebelo, producen erupciones cutáneas, dolores articulares (el «pseudorreumatismo barbitúrico»), neuralgias, caídas de tensión, estreñimiento y tendencia al colapso cardíaco. Dosis medias y altas producen torpeza, marcada confusión mental, falta de coordinación motriz, disminución de los reflejos e irritabilidad.

Por supuesto, los barbitúricos crean tolerancia, aunque —y en esto se distinguen de muchas otras drogas psicoactivas— su aparición no hace retroceder el umbral de la dosis mortífera. Al ir en aumento las tomas va reduciéndose el margen de seguridad para el usuario, que por eso mismo tiene una fuerte propensión a la sobredosis *accidental*.

Para completar el cuadro, son drogas prácticamente tan adictivas como la heroína, que crean dependencia física con cuatro semanas de dosis altas o seis semanas de dosis medias. Como en el caso del alcohólico, el síndrome abstinencial posee tal dureza que exige siempre internamiento en una unidad de cuidados intensivos. Se suscita un cuadro de *delirium tremens* con crisis epileptoides cuyo desenlace es un «estado epiléptico» bastantes veces mortal, seguido por semanas de caos psíquico.

Efectos subjetivos

Al igual que el alcohol, los barbitúricos desinhiben. Eso los hace atrayentes para introvertidos y otros acosados por su conciencia moral. El embotamiento de la autocrítica tiene para estos segundos tanto valor como para los primeros acceder a un incondicional desparpajo. Experimentos hechos ya en 1948 con reclusos norteamericanos, utilizando durante cierto tiempo amital y durante cierto tiempo heroína, probaron que la desintegración ética resultaba incomparablemente mayor empleando barbitúricos; los mismos sujetos eran prudentes, hábiles en sus trabajos y escasamente sexuados cuando se hallaban bajo el efecto de heroína, mientras el amital les convertía en individuos obstinados y agresivos, capaces de masturbarse en público, que pretendían explicar con hipócritas disculpas sus andares tambaleantes y sus farfulleos al hablar.

Efectivamente, una amplia literatura científica —y mi experiencia con un ser muy querido— muestran que el uso crónico induce reducción de la memoria y la capacidad de comprensión, debilidad intelectual, apatía laboral y social, descontrol de las emociones, chantajes de suicidio, malignidad familiar y episodios delirantes.

Principales usos

Aparte de funciones muy determinadas —anestesia general con barbitúricos de acción ultra rápida, tratamiento de la epilepsia con los de acción prolongada, etc.—, me siento inclinado a creer que la principal utilidad de estas drogas es la eutanasia.

Por otra parte, mi familiaridad con ellas es insuficiente para emitir un juicio matizado. Me parecen una especie de alcohol en píldora, aunque con efectos de alguna manera invertidos; dosis altas de los barbitúricos vendidos como somníferos inducen una embriaguez parecida a la producida por cantidades medias de alcohol, y dosis leves de esos mismos barbitúricos producen un sopor semejante al inducido por altas cantidades de alcohol. Sin embargo, dosis moderadas de barbitúricos producen simplemente una sedación análoga a la que inducen las benzodiacepinas.

Una administración intravenosa de pentotal sódico —no empleado como anestésico sino en dosis mínimas, como «droga de la verdad»— produjo una experiencia difícil de describir. Tras un período de maravillosa serenidad (que pareció eterno), la entrada de una enfermera en el cuarto me sugirió un comentario trivial. Al cabo de otro período, aparentemente casi tan eterno, escuché unos ruidos muy guturales que resultaron ser los de mi propia garganta, intentando articular las palabras dirigidas a esa enfermera. La inmersión en el abrumador estado de conciencia desapareció —a mi juicio— tan pronto como fue retirada la aguja del brazo, sin que recuerde secuelas. Minutos después estaba preguntando si me habían *entendido* los presentes, pero no obtuve una respuesta satisfactoria; el médico decía que sí, los otros que no. Ninguno sugirió una explicación para el descomunal alargamiento del tiempo.

5. Los grandes narcóticos.

Aunque no suelen llamarse narcóticos ni estupefacientes, varias sustancias empleadas en anestesia general merecen de modo especialísimo ese nombre, ya que su capacidad para inducir sopor y estupefacción supera con mucho a la de cualquier estupefaciente en sentido legal.

Cabría pensar que sólo son inductores de inconsciencia, sin posibilidad de hábito o uso extramédico. Pero no es este el caso, y la evolución de sus usos lúdicos o recreativos tiene el interés de demostrar qué acontece cuando una ola de popularidad no se convierte en epidemia para el derecho. Origen de la receta médica —como posibilidad para el farmacéutico de no vender a quien careciese de ella—, el cloroformo, el éter y el óxido nitroso o gas de los dentistas fueron sustancias muy usadas durante el siglo pasado y buena parte del actual, tanto a nivel privado como en fiestas multitudinarias. Si hoy se hallan prácticamente limitadas a quirófanos y consultas de odontólogos no es porque carezcan de efectos eufóricos o sean difíciles de obtener, sino porque les faltó el estigma-carisma adherido a cualquier prohibición.

En dosis leves producen una primera fase de excitación cordial, como las bebidas alcohólicas, que luego se convierte en sedación y sopor. En usos extramédicos, puede decirse que el usuario busca ambos efectos; el primero proporciona audacia, y el segundo una coagulación del pensamiento que refuerza —si cabe— la inicial pérdida de sentido crítico.

a) Cloroformo

Obtenido por destilación de alcohol con otros compuestos (cloruro de cal, acetona, etc.), el cloroformo es uno de los más potentes narcóticos por inhalación. El efecto anestésico —obtenido a partir de unos pocos mililitros— es relativamente breve (10-15 minutos) y tiene como riesgo el llamado colapso primario. Efectos sedantes y desinhibidores se obtienen con dosis mínimas (una o dos inhalaciones profundas, 4-8 gotas disueltas en algún líquido), cuya duración alcanza dos o tres horas. Abraham Lincoln, por ejemplo, fue un usuario ocasional.

El margen de seguridad es todavía inferior al del barbitúrico. Cuando se usa como anestésico no supera el 1 a 3. Sin embargo, crea tolerancia y se conocen casos de personas que inhalaron o bebieron hasta 30 gramos diarios durante quince y hasta treinta años. La muerte o las intoxicaciones agudas se deben a falta de oxígeno en el cerebro, y a una profunda depresión en la mayoría de los órganos (corazón, vasos sanguíneos, hígado, páncreas y riñones).

Un empleo crónico produce dolores de estómago y vómitos, pérdida del impulso sexual, irritabilidad, insomnio, debilidad física y mental y, finalmente, marasmo generalizado. En casos de adicción, interrumpir el consumo desencadena un *delirium tremens* como el alcohólico, aunque todavía más violento.

Los usos médicos no quedan reducidos a la anestesia. Se emplea también por vía interna como analgésico, como remedio en intoxicaciones por gas y como ingrediente de específicos para la tos; en uso externo o tópico es eficaz para reumatismos, dolores de cabeza y neuralgias, así como para suprimir el prurito producido por picaduras de insecto. Los usos recreativos son los acordes con algo como una bebida alcohólica de formidable potencia y efectos muy rápidos.

Mi experiencia con esta droga viene de bastantes años atrás, cuando obtuve medio litro en una fábrica de aditivos grasos para alimentación. Su resaca es inferior a la del éter, aunque ya a corto plazo observé piel macilenta y síntomas de entontecimiento que se prolongaban durante más de un día. En cierta ocasión bastaron 8 gotas para producirme sudor frío, acompañado por una aguda sensación de debilidad, que desapareció y reapareció hasta tres veces. No sé si los pinchazos en el hígado se debieron a aprensión simple, o a envenenamiento.

b) Éter

Obtenido por destilación de alcohol con ácido sulfúrico, y empleado como disolvente ya desde el siglo XVI, el éter etílico se difundió como vehículo eufórico por toda Europa a raíz de una campaña antialcohólica lanzada originalmente por el clero irlandés, en 1850. Se dice que la «fiebre eterómana» sólo pudo frenarse porque apareció en el horizonte la morfina, un analgésico ciertamente superior en todos los sentidos. Sin embargo, siguió usándose con generosidad entre campesinos pobres (como sustituto del aguardiente), y también en ambientes esnobs, hasta que la moda cedió de modo espontáneo. Al menos hasta hace poco, se usaba pródigamente en los carnavales brasileños por medio de frascos con adaptador para lanzar un fino chorro a distancia: la extrema volatilidad del éter hace que se enfríe rápidamente la parte de piel alcanzada, siendo este frescor y las risas derivadas de ello el pretexto de los fabricantes, aunque siempre vi a muchos acelerar la fiesta humedeciendo pañuelos y aspirando los vapores.

Como anestésico de inhalación, el éter acabó desplazando al cloroformo, pues aunque suscita vómitos y neuralgias —además de una inconsciencia menos profunda—, su toxicidad es considerablemente inferior. Como excitante/sedante, en usos recreativos, requiere el triple o cuádruple de dosis para obtener una actividad parecida, y puede emplearse también disuelto en algún líquido. Las causas de intoxicaciones agudas, y la muerte, provienen de asfixia cerebral y depresión en las principales vísceras, empezando por el hígado. Un inconveniente adicional de esta sustancia es un carácter altamente inflamable, que permite considerarla explosiva.

Produce tolerancia, con la consiguiente propensión a ir aumentando cantidades para obtener la misma reacción psíquica, pero —como sucede con los barbitúricos— esa circunstancia no aleja significativamente el umbral de la dosis mortífera. La adicción se consigue en poco tiempo (basta mes y medio de uso frecuente), y el síndrome abstinencial es un violento *delirium tremens* que bastantes veces produce desenlaces fatales. Basta un uso reiterado —en cantidades no suficientes para inducir dependencia física— para crear un cuadro de halitosis, mal color, insomnio, apatía y hasta crisis epileptiformes, seguidas por una intensa postración nerviosa.

Los efectos subjetivos dependen del grado de intoxicación. Dosis leves producen una desinhibición controlable, con ciertos poderes de fantasía diurna, y una sensación de que se aguzan los sentidos y el intelecto. Dosis medias y altas suscitan alucinaciones visuales y sobre todo auditivas, así como una marcada desinhibición que puede manifestarse en el terreno sexual; desde finales del siglo pasado se registran casos de «delirio ninfomaníaco» en talleres con atmósferas impregnadas por vapores de éter. Investigaciones recientes lo confirman, al probar que las bebidas alcohólicas (y superalcoholes como el éter) liberan la hormona sexual femenina, aunque reducen el rendimiento —y hasta el deseo— sexual masculino.

Mi experiencia con esta droga es algo superior a la del cloroformo. Tras hacernos con un pequeño bidón, varios amigos iniciamos un experimento semanal que se interrumpió tras la tercera o cuarta prueba. La ebriedad que experimentamos se parecía mucho a la alcohólica, pero era más intensa; a una primera fase de exaltación —que roza el trance maníaco—, sigue un creciente embotamiento y sopor, interrumpido por náuseas y dolor de cabeza si la dosis no ha sido muy medida. El sueño resulta intranquilo, y el gusto a éter permanece durante días en la boca y la garganta. No percibimos más propensión a actividades sexuales que la habitual en cualquier borrachera colectiva. Con dosis muy leves, alguno de los investigadores —un poeta— aludió a buena concentración y mayor capacidad imaginativa. Con todo, ni siquiera él pudo sufrir el sabor y olor de boca más allá de algunas semanas.

c) **Gas de la risa y fentanilos**

Además de somníferos y sedantes antiguos (cloral, paraldehído, bromuros), que son drogas espantosas, entre los anestésicos notables descubiertos en el siglo XIX —usado todavía hoy para odontología y cirugía general— destaca el óxido nitroso o gas de la risa. Es el único compuesto inorgánico con virtudes analgésicas descubierto hasta hoy, y constituye una sustancia de grato olor, no inflamable.

Su toxicidad proviene de inhibir la producción de glóbulos blancos en la médula espinal, aunque hacen falta grandes concentraciones en sangre para provocar la muerte. Con dosis medias o pequeñas, su principal efecto es eliminar sensaciones de dolor e inducir hilaridad, hasta el punto de que el intoxicado exhibe un característico rostro sonriente. Con óxido nitroso tuvo, por ejemplo, una notable experiencia espiritual William James, el filósofo norteamericano.

Tan sencillo y barato de obtener como el cloroformo o el éter —por no incluirse como «narcótico» en las listas legales—, una ventaja adicional de este psicofármaco es que el autogobierno resulta sencillo. Basta interrumpir la inhalación tan pronto como los efectos eufóricos cedan paso al sopor; y no reiterar la administración más de dos o tres veces, aunque el efecto de cada una sea bastante breve. También es oportuno no recibir el gas directamente de la bombona, sino usando un globo calentador (pues la frialdad, combinada con la presión, puede causar faringitis). Por descontado, su acción sobre la médula espinal recomienda espaciar bastante las tomas.

Mi experiencia con óxido nitroso se reduce a algunas inhalaciones, un solo día. El efecto fue leve, aunque grato y sin ninguna repercusión secundaria. No me extrañaría que tuviese usos sociales recreativos comparables a los de bebidas alcohólicas en cantidad moderada, y que personas reflexivas pudieran emplearlo como vehículo para la introspección. Sin embargo, la falta de familiaridad me impide afirmarlo.

El fentanilo (*Fentanesc* en España), último gran narcótico digno de mención, es reciente y está controlado a nivel legislativo. Monopolio de la multinacional Johnson & Johnson, posee cuarenta veces más potencia que la heroína, y se emplea hoy en cuatro quintas partes de las intervenciones quirúrgicas realizadas por clínicas occidentales. Informes de la policía norteamericana afirman que cada vez más anestesistas lo usan fuera de su esfera profesional. En todo caso, el porvenir médico de la droga parece asegurado, ya que a una vida media corta (30 minutos aproximadamente) añade un índice muy bajo de toxicidad para el corazón y el sistema nervioso. Su margen de seguridad supera al de los opiáceos naturales, y a juzgar por las informaciones especializadas se distingue de los opiáceos sintéticos por producir no sólo narcosis sino euforia positiva.

Al nivel de los ciudadanos comunes, la referencia al fentanil es oportuna, porque con productos básicos para la industria del plástico (alfametilestireno, formaldehído, metilamina) parece sencillo fabricar derivados suyos incomparablemente más activos, que en algunos casos pueden ser mil o dos mil veces superiores en potencia a la heroína. Bajo nombres como *china white* han emergido ya algunas variedades en el mercado negro norteamericano, y es posible que buena parte de lo que en el futuro se llame heroína sean variantes del fentanilo; en un maletín de ejecutivo cabe cantidad suficiente para atender a todos los yonkis de Nueva York durante varios años.

Como no he tenido hasta ahora oportunidad de experimentar con verdadero fentanilo ni con sus derivados, carezco de datos fiables para describir sus efectos subjetivos, y mucho menos para emitir un juicio sobre usos sensatos e insensatos.

Me limito a sugerir que una forma de detectar la presencia de esos supernarcóticos puede ser el sabor de los polvos; morfina y heroína son sustancias extremadamente amargas, y si en vez de ellas se usan fentanilos —en proporción de 1/1.000 o 1/2.000, o al menos de 1/40— la sustancia empleada como excipiente muy rara vez podrá seguir siéndolo, salvo usando «cortes» muy tóxicos (quinina, estricnina), que liquidarían rápidamente a los consumidores, y harían inviable el negocio pretendido. Si el sabor es predominantemente dulce, ácido, agrio, salado o cualquier otro distinto de una amargura seca e intensa —y los polvos resultan marcadamente narcóticos—, cabe sospechar la presencia de estas nuevas drogas.

6. Vinos y licores

La familiaridad de todos con vinos y licores excusa epígrafes sobre posología, efectos subjetivos y usos sensatos. La cultura occidental ha logrado convertir la elaboración de estos fármacos en un arte, tan sutil como diversificado, y la larga experiencia con ellos ha permitido que bastantes sepan disfrutar sus virtudes, eludiendo a la vez sus principales desgracias. No obstante, nuestra cultura paga un precio considerable por los favores de Dioniso/Baco, que se hace presente como violencia, embrutecimiento, graves males orgánicos e infinidad de accidentes ulteriores, derivados básicamente de esas tres cosas.

Sin duda porque solemos ver en las bebidas alcohólicas algo positivo o negativo de acuerdo con su uso por seres humanos determinados, y no como algo siempre bueno o siempre malo en sí, cuando abrimos los principales textos científicos sobre alcoholismo no nos encontramos con una definición de las propiedades farmacológicas del alcohol, sino con conceptos dirigidos a perfilar la personalidad básica o constelación social del alcohólico. Se trata de un tema muy estudiado, donde destacan las interpretaciones psicoanalíticas («madre mala», «madre sobreprotectora», angustia de castración, complejo de Edipo, codicia oral, celos, ambigüedad sexual, narcisismo), las hereditarias y las ambientales.

Es una lástima que no apliquemos el mismo criterio a otras sustancias psicoactivas, iluminando lo que de otro modo quedará sumido permanentemente en sombras. Si incluyo el alcohol dentro de las drogas de paz no es, desde luego, porque ignore cuanto potencial agresivo puede desatar; ni porque desconozca la activa actitud inicial del efecto, la cordialidad que instaura beber en común, la liberación de inhibiciones y hasta episodios de lucidez extraordinaria. Me parece un apaciguador porque a la fase efusiva y expansiva sigue otra de retroceso físico, seguida por una narcosis proporcional a la cantidad de alcohol ingerida y la tolerancia de cada individuo. Más aún, me parece un apaciguador porque quienes beben inmoderadamente —los alcohólicos— buscan allí una defensa ante sentimientos y certezas propias, esto es, algo que modere la crueldad de su conciencia moral o sus condiciones materiales de vida.

A diferencia de otros analgésicos —y en particular de los opiáceos creadores de euforia— ni el alcohol ni los demás grandes narcóticos tienen parentesco alguno con neurotransmisores, y su actividad fisiológica parece consistir ante todo en una interrupción o alteración de señales, bien a consecuencia de lesionar las paredes de la neurona o al simple cese de su metabolismo normal. Por otra parte, los poderes del alcohol para hacer frente a la ansiedad no son despreciables, al menos considerando el número de personas que apelan a ellos. Poco útil para una analgesia distinta de la que se obtiene acallando la voz de la conciencia, combina expansión comunicativa con la indiferencia provocada por una depresión visceral, el derrame emotivo con autoafirmación, la actividad incrementada con sopor, y todo ello dentro del espontáneo proceso de su efecto.

Entiendo que este conjunto cabe en lo que podría llamarse *relajación*. Lo despreciable de la relajación es patosería, cháchara estúpida o reiterativa, insensibilidad, aturdida avidez, daño al cuerpo y arrepentimiento al día siguiente. Lo deseable de la relajación es jovialidad, comunicación, desnudamiento. Como siempre, el fármaco es veneno y cura, remedio y ponzoña, que sólo la conducta individual convierte en una cosa, la otra o algún término medio.

No conozco remedio capaz de devolver reflejos y sensatez al borracho, al menos antes de que pasen algunas horas de sopor. Pero los años, y buenos consejos, me han enseñado que el exceso etílico pasa menos factura —al otro día— si antes de consentirnos la ebriedad tuvimos la precaución de tragar medio vaso de vino de buen aceite de oliva, añadiendo una alta dosis del complejo vitamínico B (medio gramo o uno). Aunque faltara la precaución, si disponemos de esas cosas —y recordamos tomarlas antes de caer dormidos—, su eficacia seguirá siendo notable al día siguiente. En todo caso, el borracho no debería entregarse al sueño sin beber un cuarto de litro de agua —o mejor aún medio—, so pena de padecer luego el grado máximo de su resaca.

Si la acción del vino y los licores resulta sobradamente conocida, no lo es tanto la reacción abstinencial que produce suspender su empleo cuando el sujeto ha alcanzado niveles de dependencia física. Al hablar de otras drogas, he mencionado que cortar su administración produce un cuadro de tipo *delirium tremens*, y es hora ya de especificar en qué consiste. Tratándose de alcoholómanos, el trance rara vez surge sin siete u ocho años de consumo, salvo en personas de edad avanzada, pues entonces basta mucho menos tiempo. Como el acceso a alcoholes no plantea problemas en nuestra cultura, el síndrome suele desencadenarse coincidiendo con alguna enfermedad o accidente que mantenga al sujeto apartado de la bebida.

Junto a temblores y convulsiones, el delirio alcohólico produce un estado de completa desorientación mental al que acompañan alucinaciones muy vivas, de naturaleza terrorífica casi siempre. Esta situación se prolonga día y noche, a veces durante una semana entera, produciendo un deterioro mental importante e irreversible en el 67 por 100 de los casos. La tasa de mortalidad ronda el 30 por 100, y la recaída es regla en casi la mitad de quienes llegan a padecerlo; con todo, la supervivencia es infrecuente después del tercer síndrome.

Conscientes de su extremada gravedad, las instituciones hospitalarias no tratan esta reacción de abstinencia con reposo y sedantes —como sucede con los adictos a opio, morfina o heroína—, sino ingresando al sujeto en una unidad de vigilancia intensiva, donde puedan aplicársele sin demora apoyos para el mantenimiento de sus constantes vitales.

Conocer tales hechos ayuda a medir los riesgos del síndrome abstinencial con barbitúricos y tranquilizantes menores, donde al delirio se añaden fuertes convulsiones y rigidez muscular de tipo tetánico, cuando no la atrocidad de un «estado» (estado y no ataque) epiléptico. Sin embargo, muy rara vez se consideran las reacciones de abstinencia a drogas legales; al contrario, el hombre de la calle vive tranquilo pensando que lo pavoroso es el «mono» del adicto a opiáceos.

3

Fármacos de energía

«En el fondo, todo placer es placer del espíritu; allí reposa esa fuente inagotable, manando bajo la forma del deseo que ninguna satisfacción sabría saciar».

E. JÜNGER, *Acercamientos.*

Los estimulantes operan como un combustible de muy alto octanaje, o como una tensión eléctrica aumentada, gracias a los cuales una máquina funciona con estímulo sobrado y, por ello, propende a desgastarse antes. En vez de bloquear señales de dolor y sufrimiento, estas drogas producen una amplificación de las señales nerviosas en general, con refuerzos que entran en los circuitos y pueden ligarse luego a un proceso u otro. De ahí que no estimulen la sedación, el semisueño y el sueño; al contrario, fomentan el entusiasmo y despejan la somnolencia. Tradicionalmente han sido usadas para combatir la fatiga, el desánimo y el hambre. Son eficaces también para contrarrestar una intoxicación aguda con la mayoría de los apaciguadores, del mismo modo que la mayoría de los apaciguadores son eficaces para contrarrestar una intoxicación aguda con estimulantes.

Frente al estado de hibernación provocado por algunas drogas de paz, las de energía provocan una activación no selectiva, más cerebral que emocional. Si nutriesen realmente las neuronas, cabría explicar esa activación como un resultado directo de su presencia; pero más bien bloquean la recaptación de neurotransmisores, haciendo que la dopamina tarde más en ser despejada tras cada sinapsis. Su efecto parece más explicable suponiendo que al entrar en el flujo sanguíneo desencadenan o mantienen una liberación de reservas acumuladas por el cuerpo para situaciones de emergencia. El uso de tales reservas se experimenta como una inyección de fuerza, que modifica el ánimo apático o decaído.

Lógicamente, si no hay un ánimo apático o decaído el efecto será más excitación en abstracto, hasta alcanzar niveles de incómoda rigidez corporal. De ahí el delicado equilibrio que preside su administración. La euforia ofrecida es un tono psíquico vigoroso, libre de sensaciones emparentadas con la debilidad, que permite desempeñar las actividades concentradamente mientras no se traspasen ciertas lindes; en otro caso, el aumento de atención y motivación buscado pasará a ser una estéril fuga de ideas, incapaz no ya de concentrarse en algo sino incluso de producir un discurso o conducta mínimamente coherente.

Los estimulantes suelen poseer un factor de tolerancia muy alto, y sus consumidores asiduos pueden administrarse un centenar de veces la dosis activa sin caer en intoxicaciones agudas. Con todo, la posibilidad de familiarizarse con ellos —y alejar el umbral de una dosis mortal— no mitiga su efecto corrosivo a nivel orgánico; lo que se sigue de un uso moderado para el cerebro, el hígado o el riñón se sigue también, en la misma o superior proporción, de un consumo inmoderado. En otras palabras, tratándose de estimulantes no vale incondicionalmente el principio de que «la familiaridad quita su aguijón al veneno»; en contraste con la posibilidad de mantener durante décadas y décadas un alto consumo cotidiano de opio, por ejemplo, un consumo alto y cotidiano de los estimulantes más potentes no supera unas pocas semanas sin causar graves estragos. Un motor de gasolina puede no ponerse en marcha, o funcionar muy ralentizado, cuando lo alimentamos con una mezcla de gasolina y petróleo, pero la avería se solventa limpiando ciertos puntos; si lo alimentamos con una mezcla de gasolina y éter funcionará tan explosivamente bien que acabará fundiendo el bloque.

Por supuesto, las drogas de energía no producen una reacción de abstinencia. Alguien puede sentir que depende de ellas, y hasta exponerse a la muerte para conseguirlas, pero no como el que depende de un pacificador. En vez de la reacción abstinencial, quien haga un uso compulsivo de ellas, y luego lo interrumpa, caerá en la situación inversa; agotado por el sobrevoltaje previo, el sistema nervioso parece deshincharse como un globo, y junto al quebranto orgánico ese colapso psíquico afecta a la capacidad lógica no menos que al equilibrio emocional. El síndrome de abstinencia es la reacción del que recupera un funcionamiento no ralentizado de su cuerpo, y esas molestias son el reflejo de volver a una vitalidad plena, antes amortiguada por el apaciguador. En el caso de los estimulantes, la privación implica ser devuelto a una vitalidad sencillamente normal, que ahora se halla quebrantada hasta la médula.

Sería equivocado suponer que grandes dosis de estimulantes muy activos (cocaína, anfetamina, catina, etc.) producen cosa remotamente parecida a un estado *placentero*. Por el contrario, la experiencia va aproximándose cada vez más a lo atroz, como corresponde a una hiperexcitación que suscita ansiedad aguda, dolores de cabeza muy intensos, arritmia y otras sensaciones desagradables, coronadas finalmente por el delirio persecutorio. De ahí que el gran abuso deba explicarse siempre en función de un tipo psicológico determinado, pues la inmensa mayoría de los humanos evitará padecer esos efectos. Es arriesgado esbozar los rasgos genéricos de dicho tipo psicológico, aunque a mi juicio una de sus características sea la falta de energía intelectual, cuando no alguna forma de infantilismo o retraso.

I. Los estimulantes vegetales

Lo dicho previamente sólo afecta en parte a un grupo de plantas que crecen en buena parte del orbe terráqueo. Consumidas hoy por miles de millones de personas, las más conocidas son el café, el té, el mate, el cacao, el guaraná, el betel, el cat, la cola y la coca. Salvo el cat y la coca, que exhiben una estructura química distinta, las demás tienen como alcaloide estimulante alguna metilxantina (cafeína, teofilina, teobromina) en diferentes concentraciones, que van del 1 por 100 al 10 por 100 dependiendo de las especies y sus variedades. A todas estas plantas no es aplicable el principio de que un uso crónico y generoso produce estragos en pocas semanas, pues pueden —y suelen— consumirse varias veces al día durante buena parte de la vida; eso no implica, desde luego, que dejen de ser sustancias tóxicas, con abundantes efectos secundarios.

El té, probablemente originario de China, posee más potencia estimulante que el café, al contener no sólo cafeína sino también teofilina; pero eso suele pasar desapercibido porque en Occidente las hojas se consumen sin moler, y rara vez esperamos la dilución de todo su principio activo en el agua. Como consecuencia de ello, la cafeína de una taza de té ronda los 70 miligramos, mientras alcanza los 100-150 miligramos en una taza de café exprés. Los efectos de una alta intoxicación crónica quedan patentes en los catadores profesionales de té, tanto ingleses como indios, que padecen tasas anormales de cirrosis y un cuadro de insomnio, agitación, temblor, angustia, náuseas y vómitos.

El mate —bebida nacional en el cono sur americano— posee un contenido en cafeína algo inferior al del té. El guaraná proviene de una trepadora amazónica, cuyas semillas poseen hasta tres o cuatro veces más cafeína. La nuez de cola, que es el estimulante africano por excelencia, tiene aproximadamente la misma proporción de cafeína que el té, si bien la especie llamada vita-cola puede doblar o triplicar esa cifra. El betel (cuyo principio activo son las semillas de cierta palmera) es consumido masivamente en India e Indonesia, y posee una potencia equivalente a la del té. El cacao contiene una proporción bastante menor de metilxantinas (cafeína y teobromina), y era empleado en el México azteca como estimulante, aunque los chocolates actuales conserven una escasa proporción de estos alcaloides. El cat, un arbusto originario del Yemen, es la planta con mayor poder estimulante entre las conocidas; sus alcaloides (la catina y la catinona) poseen afinidades con la anfetamina, y aunque resulta tan esencial para los yemenitas y los somalíes como el café para un turco, parece ser causa de trastornos en la potencia sexual de usuarios inmoderados. La coca, que quizá tiene su origen en valles andinos, es un estimulante dos o tres veces menos activo que el cat, con un notable poder nutritivo adicional.

Es característico de todas estas plantas que los muy distintos pueblos afectos a ellas las empleen para combatir desgana laboral y, en no pocos casos, mala alimentación. También es llamativo que no se conozca un solo caso de sobredosis mortífera. Lo mismo que el tomador de coca, el de betel o cola pasan buena parte del día mascando, a distintos ritmos, sus respectivos bocados; cuando llevan así diez o veinte años las dosis pueden ser docenas de veces mayores que al comienzo, pero incluso entonces se encuentran al abrigo de intoxicaciones agudas y efectos secundarios graves. Se diría, por tanto, que los estimulantes vegetales llevan en sí cierto germen de moderación, gracias al cual el usuario jamás convierte un suave tónico en un abrasivo del sistema nervioso.

1. Café

La semilla del cafeto contiene un 2 por 100 de cafeína por término medio. Suponiendo que la dosis activa mínima para un neófito ronda los 200 miligramos de cafeína (cantidad contenida, poco más o menos, en lo que hoy se pide en las barras públicas como «un largo»), puede calcularse que cada kilo de café ofrece cien dosis mínimas aproximadamente.

La familiaridad de todos con este producto excusa comentarios sobre efectos y usos sensatos. Baste decir que junto a las consecuencias mencionadas hablando del té, a la hipotensión y a la gastritis, se añade en el caso del café la presencia de alquitranes cancerígenos. Creo que nunca he tomado más de cinco tazas al día, aunque conozco casos de cafetómanos inveterados, capaces de beber litros, que sin duda dependen de seguir manteniendo esos niveles de administración para no caer en el colapso psíquico de quienes consumen estimulantes compulsivamente. Calculando que la cafeína posee unas diez veces menos actividad que la cocaína, y que el litro de café concentrado equivale a unos 10 gramos de cafeína, esas personas están consumiendo al día dosis equivalentes a un gramo de cocaína, cantidad poco compatible con la salud de casi nadie. Para el neófito, la dosis comatosa empieza a partir del gramo o gramo y medio, absorbido de una vez.

Por lo demás, no hay interés institucional en investigar ni el número de sujetos afectados por semejante vicio ni las consecuencias a medio y largo plazo del mismo. No he hallado tampoco en ningún texto oficial de psicofarmacología referencia a la manía del café junto a otras toxicomanías, a pesar de que parece asunto digno de consideración.

En contraste con otros fármacos de energía, la cafeína produce un síndrome de abstinencia en mucho menos tiempo que opio, heroína y barbitúricos. Desde 1943 se sabe que un gramo diario de cafeína (equivalentes a cinco tazas de exprés, o diez de café aguado), absorbido durante una semana, basta para inducir un cuadro carencial. Esto se comprobó administrando a continuación un placebo (con sabor a café, pero sin cafeína), pues el 84 por 100 de los sujetos reaccionó inequívocamente; poco después de recibir el placebo, el 55 por 100 padeció «el dolor de cabeza más grande de su vida, acompañado por náuseas y vómitos, tensión muscular, ansiedad, incapacidad laboral, desasosiego y letargia»; el 29 por 100 restante atravesó una reacción análoga, aunque menos aparatosa. Nuevos experimentos, llevados a cabo en 1969, confirmaron las conclusiones de 1943.

2. Coca

El arbusto llamado en Perú del coca es una planta que puede alcanzar dos metros largos de altura y se adapta a suelos arcillosos, con temperaturas medias de 20 grados. Rinde entre 50 y 100 gramos de hojas secas tres veces al año, y en cada hectárea se cultivan unas 15.000 plantas. Por media, las hojas contienen un 1 por 100 de cocaína.

Por lo que respecta a la población indígena, el arbusto constituye para bastantes un don de Pacha Mama (la madre tierra) al ser humano, sin el que resultaría imposible soportar las penalidades del trabajo y la desnutrición. Las hojas se mascan unidas a cenizas vegetales, conchas molidas o cal, cosa inexplicable hasta descubrirse que ese acompañamiento libera los alcaloides y acelera su entrada en la corriente sanguínea. Cuando un niño ha aprendido a mascar —hacia los ocho años— se considera que ya es capaz de trabajar. También resulta interesante que la masticación ocurra ante todo en los nativos más humildes (57 por 100 de varones y 43 por 100 de hembras según una encuesta), cuyo porcentaje sobre la población total se acercaba al 11 por 100 de los adultos peruanos y bolivianos hace unos años. Aunque las mujeres indias también consumen, es costumbre entre ellas considerar que el gusto del marido por la coca debe moderarse antes de lograr descendencia suficiente; en otras palabras, consideran el fármaco como una especie de rival, y las tradiciones masculinas tampoco desmienten semejante criterio, pues a su juicio los primeros años de hábito aumentan la lujuria, pero a la larga el interés sexual desaparece.

Como dijeron unos investigadores, las hojas de coca ocupan en ciertas culturas indígenas actuales de Sudamérica un lugar complejo, que combina las funciones desempeñadas en nuestra cultura por el café, el tabaco, la aspirina y el bicarbonato sódico. Lo único que falta en esta precisa enumeración de usos terapéuticos y festivos es el aspecto alimenticio, porque 100 gramos de hojas contienen un promedio de 305 calorías, 18,5 de proteínas y 42,6 de carbohidratos, así como la cantidad diaria recomendada por la OMS de calcio, hierro, fósforo, riboflavina y vitaminas A y E, con cantidades menores de vitamina C. Tras experimentos que han pasado del caracol a diversos monos, no se conoce todavía un animal que rechace el consumo de este tónico, y tampoco sabemos de ninguno que consuma sin moderación; las llamas y vicuñas, por ejemplo, jamás superan la cantidad masticada por su pastor o dueño. En justa correspondencia, no sabemos de ningún pastor que haya excedido la dosis precisa para sobrellevar con eficacia su dura vida.

Aunque he probado algunos tés de coca —sin apenas notar efecto—, no puedo hablar con conocimiento de causa sobre estas hojas. Por bastantes ensayos personales con nuez de cola, nuez de vita-cola y betel, sospecho que el usuario está protegido de antemano ante abusos por el propio esfuerzo de administración; hace falta mascar durante bastante tiempo un fruto cuando menos muy amargo para sentir una sensación de mayor energía, e incluso entonces el estado dura poco si no seguimos mascando. Los occidentales estamos acostumbrados a la cómoda gragea, o a beber el principio activo en líquidos suavizados por edulcorantes y perfumes. En un poblado de África Ecuatorial, como en el altiplano de Bolivia, las cosas son distintas y aseguran en mayor medida la moderación del usuario.

Sea como fuere, oímos decir —incluso en foros habitualmente informados— que la coca causa desnutrición en el indio. Por el mismo razonamiento, podríamos atribuir el alto porcentaje de obesidad en norteamericanos al uso de neurolépticos, que excitan mucho el apetito. De hecho, el hambre y la penosidad del trabajo vienen antes para el indio desnutrido, tal como una amplia gama de productos alimenticios precede al norteamericano con exceso de grasa. Nadie sabe a ciencia cierta qué dieta adoptarían campesinos, mineros y otros trabajadores humildes en Perú y Bolivia si tuviesen más poder adquisitivo; personalmente, me inclino a creer que iría cesando el empleo constante de las hojas, en beneficio de usos menos gobernados por la penuria.

A nivel mundial, es significativo que Coca-Cola sea el mayor adquirente singular de cola, cafeína y una variedad específica de coca (la *Erythroxylon novogranatense*) cultivada en Ecuador, que se usa como aromatizante para el producto. De acuerdo con su propia propaganda, ese brebaje mixto concede «sensación de vivir».

II. En el plano químico

Si las sustancias vegetales mencionadas requieren cantidades considerables para actuar, tanto los alcaloides de esas plantas como otros afines sintéticos poseen una potencia cincuenta o quinientas veces mayor. En principio, sólo se siguen ventajas de tener estimulantes concentrados o superactivos, pues gracias a ellos es posible dosificar con máxima precisión y rapidez. Por otra parte, esas drogas permiten afectar de modo antes impensable el sistema nervioso, induciendo lo que cabía esperar de una excitación muy intensa.

1. Cocaína

Posología

La cocaína es un tropano, parecido estructuralmente a los alcaloides de las solanáceas alucinógenas (belladona, beleño, daturas, mandrágora, etc.), aunque muy distinto por su acción fisiológica y psicológica. En su forma habitual —el clorhidrato de cocaína— no resulta alterado por la luz y admite bien casi cualquier temperatura exterior, pero necesita ambientes secos, pues la humedad del aire hace que se licúe.

La teoría más común para explicar sus efectos supone que no libera reservas de ciertos neurotransmisores, como sucede con las anfetaminas, sino que impide su reabsorción una vez liberados. Parece activar ante todo el sistema simpático, al que se atribuye el mantenimiento del organismo en estado de alerta para hacer frente a cambios externos: activa también el hipotálamo, centro al que se atribuyen la regulación del sueño, la temperatura del cuerpo y las reacciones de cólera y miedo.

Por vía nasal, la dosis activa mínima suele cifrarse en 20-30 miligramos. La dosis mortal media está entre el gramo y el gramo y medio para alguien de unos 70 kilos, absorbidos de una sola vez o muy rápidamente. Eso significa que el margen de seguridad es alto: 1 a 50. Como resulta prácticamente imposible hoy obtener cocaína pura —o siquiera al 80 por 100— en el mercado negro, semejantes datos sólo tienen en principio un interés teórico. Sin embargo, pueden ser útiles para marcar límites; aunque el usuario esté ante una cocaína adulterada (en proporciones y con ingredientes desconocidos), arriesga una intoxicación aguda si se administra más de veinte veces la dosis activa para él cada par de horas. La referencia al tiempo no es ociosa, porque un hígado sano puede procesar —con quebranto, naturalmente— una dosis mortal por hora.

La muerte se produce por paro del corazón, normalmente de modo rápido. Primero hay un período de hiperestimulación, con aumento de presión, pulso acelerado, convulsiones y amoratamiento de la piel; luego viene el período de subestimulación, con parálisis muscular, pérdida de reflejos y conciencia, dificultades respiratorias y colapso cardíaco. Junto a aire fresco y la posición de Trendelenburg (sentada la persona sobre alguna superficie, con las rodillas hacia arriba y la cabeza metida entre ellas), poco más puede hacerse a nivel doméstico; la respiración artificial es imprescindible si se produjera fallo pulmonar. Para prevenir la fase inicial de hiperexcitación puede ser eficaz el uso de algún sedante, pero en la práctica resulta peligroso porque el sedante tarda en actuar (salvo administrado por vena), y para cuando llega a la sangre quizá el sobredosificado está entrando ya en el período de excitación deprimida, que se vería potenciado.

A pesar de los riesgos objetivos, mientras el producto estuvo disponible en formas puras o casi puras no hubo apenas episodios mortales. En 1920, por ejemplo, sólo se produjo un caso de sobredosis fatal en Estados Unidos, aunque estuviera ya prohibida.

Cabe pensar que la tolerancia es muy alta. No resulta excepcional el desvariado que consume 4 o 5 gramos diarios, y ni siquiera el que se los inyecta a lo largo de cinco o seis horas. Calculando que el efecto intravenoso viene a producirse con una cuarta parte de la dosis usada por inspiración nasal, resulta que esos sujetos emplean casi el equivalente a una onza del fármaco introducida por otras vías; suelen hacerlo en combinación con algún pacificador, para limar la atroz ansiedad resultante, y no acaban de sucumbir con la frecuencia que cabría esperar de sus excesos. Por otro lado, el desarrollo de tolerancia no implica una paralela insensibilización al efecto; si la administración se multiplica al cubo no es realmente porque la dosis mínima haya dejado de ser activa, sino por avidez de más y más dentro de la peculiar ebriedad que produce esta droga. Quizá sea menos inexacto decir que el factor de tolerancia es en la cocaína muy pequeño, aunque el empleo frecuente ensanche mucho el margen de seguridad en cada usuario.

Salvo error, no se ha descubierto todavía un modo barato de producir cocaína sintética. Es por eso más cara que otros estimulantes, como las anfetaminas. Sin embargo, el precio de elaboración sigue siendo ridículo comparado con los del mercado negro. En 1925 el gramo de clorhidrato puro se vendía en las farmacias españolas al precio de 4 pesetas, mientras el kilo de azúcar valía 2. Hoy resulta casi imposible de encontrar; formas no refinadas, y mucho más tóxicas, del alcaloide se venden a cinco mil veces ese precio.

Hay mucha mitología sobre la relación entre pureza y aspecto de la cocaína. El clorhidrato puede aparecer en escamas, rocas y polvo indistintamente, con tonos que van del blanco tornasolado o mate al beige. Aunque prolijo, el mejor test para detectar adulterantes es el térmico, ya que esta droga funde entre 192 y 197 grados; cualquier ingrediente que funda antes o después no puede ser cocaína. El extendido test de la lejía —basado sobre la lenta estela trazada por la cocaína en polvo al caer— sólo sirve para averiguar a ciencia cierta si incluye anestésicos locales sintéticos (procaína, lidocaína, benzocaína, etc.), que adoptan entonces un color rojizo, pues los demás adulterantes se comportan de modo no uniforme.

Por su acción fisiológica, enormes diferencias separan a la cocaína pura de variantes adulteradas. La cocaína propiamente dicha afecta ante todo al corazón y el hígado, provocando en ellos esfuerzos adicionales. El empleo crónico o prolongado reduce también las reservas de vitamina C y del complejo B, haciendo más oportuna la presencia de vitamina E, que mejora la respuesta cardíaca. Aunque no suela mencionarse, he observado que el empleo crónico —incluso en dosis moderadas o muy moderadas— acelera el envejecimiento de la piel, de un modo similar al producido por largas exposiciones al sol, así como descalcificación. El fármaco es un laxante suave —como la cafeína o la anfetamina—, con propiedades diuréticas y vasoconstrictoras, que se usó mucho para combatir la congestión nasal. Diluido en agua, después de las comidas, fue recomendado por Freud para combatir el ardor de estómago.

Efectos subjetivos

Por lo que respecta a sensaciones, puede servir como testimonio el del propio Freud, que se administró la droga durante más de una década.

Sin embargo, Freud preconizaba el uso de cocaína en inyecciones subcutáneas de 30 a 50 miligramos, repetidas cuantas veces pareciese conveniente para mantener el tono psicofísico. W. A. Hammond, director general de Sanidad en tiempos de Lincoln y neurólogo de profesión, había emprendido hacia esas fechas unos autoensayos por vía subcutánea también, en los que fue aumentando las dosis hasta administrarse un gramo, dividiendo la cantidad en cuatro tomas espaciadas por cinco minutos.

Freud y Hammond estaban de acuerdo en considerar la cocaína como una sustancia muy valiosa, no sólo para finalidades estrictamente terapéuticas sino en usos recreativos. Ambos coincidían también en afirmar que dosis pequeñas convenientemente espaciadas producen euforia y vigor, mientras dosis altas crean desasosiego, malestar físico y caos en el comportamiento. Meticuloso al hacer sus anotaciones, Hammond detectó un fuerte predominio del desagrado ya a partir de 120 miligramos en una sola toma.

Sólo algo después empieza el fármaco a inhalarse. Pronto la costumbre social será hacer dos líneas por persona, como actualmente, mientras va adquiriendo connotaciones de droga selecta y a la moda, para triunfadores o aspirantes a dicho estatuto. La absorción nasal es levemente inferior a la subcutánea e intramuscular, y puede irritar el cartílago sin cierta profilaxis (lavados con agua tibia, aplicación ocasional de algún aceite), pero prescinde de agujas y dolor.

La acción del fármaco aparece entre dos y cinco minutos después de aspirar, y se prolonga durante media hora larga antes de ir declinando. Si la dosis ha sido moderada —y el sujeto no es alérgico—, los efectos son básicamente los descritos por Freud, con una expansión del tono que puede hacernos comunicativos y hasta audaces, aunque desde el autocontrol. Sucesivas administraciones no alterarán estas coordenadas, mientras el sistema nervioso evite verse abrumado por una excitación excesiva; semejante cosa la delatan síntomas como calor y sudoración súbita, gran sequedad de boca, sensaciones de agarrotamiento muscular, rechinar involuntario de dientes, verborrea, fuga de ideas e irritabilidad difusa.

La inyección intravenosa de cocaína actúa casi instantáneamente, como un sentimiento a caballo entre el estupor y una sobreabundancia sin perfiles, persistiendo no más de 4 o 5 minutos. Sigue una ansiedad intensa, presagiadora de postración, que trata de combatirse con nuevas inyecciones. Pero el ritmo necesario para no caer pronto en un abatimiento abisal, acompañado por convulsiones y otros síntomas de hiperestimulación, se hace imposible sin el concurso de alguna droga sedante.

De ahí que, en la inmensa mayoría de los casos, quienes se administran cocaína por vía intravenosa empleen también opiáceos o tranquilizantes. Salvo personas que se sometieron a la experiencia por afán de conocimiento, sin superar una o dos administraciones, no he conocido a nadie (ni sabido de nadie) que se dedicara noches enteras a prácticas semejantes y no fuera un suicida, un desalmado o un cretino. Con todo, debo reconocer que algunos adictos de aguja a opiáceos parecen ser muy resistentes —y no entrar en ninguno de los tres tipos recién mencionados—, quizá porque lo insufrible de la cocaína en exceso no sea tanto el efecto orgánico del abuso como la falta de un depresor que contrarreste el estado maníaco. Dicho de otro modo, si alguien está lo bastante trastornado como para inyectarse gramos y gramos de cocaína por vía intravenosa, su única esperanza de no caer en el más penoso estado psicofísico pasa por intercalar inyecciones de algún principio opuesto, correspondiente al campo de los apaciguadores. Una buena descripción del cocainómano terminal aparece en cierta novela rusa de 1919.

Por vías distintas de la intravenosa, el efecto del empleo crónico exige distinguir el uso regular de dosis altas y el de dosis medias o leves. El primero provoca pérdida de peso, inestabilidad emocional, debilidad, inapetencia, impotencia, insomnio, delirio persecutorio y —a partir de cierto punto— alucinaciones terroríficas, con temas recurrentes como insectos que circulan bajo la piel; de hecho, es tan incompatible con una vida sana como el alcoholismo. El uso crónico de dosis medias y leves provoca ante todo insomnio, con alguna propensión a mayor irritabilidad y falta de apetito. A diferencia de las anfetaminas, que provocan una alta proporción de delirios *perma-*

nentes cuando se consumen de modo crónico, no se ha demostrado cosa pareja de la cocaína.

Prácticamente todos los días —durante cerca de dos años— inhalé cocaína bastante pura, en cantidades muy rara vez superiores al medio gramo. La dosis cotidiana habitual —distribuida en cinco o siete tomas— venía a ser unos 250 miligramos. No observé insensibilidad a los efectos estimulantes, y el fármaco me resultó útil durante algunos meses para trabajos arduos del momento, como editar los *Principios* de Isaac Newton. Noté, en cambio, una propensión —no muy marcada— al insomnio y la irritabilidad. Sin embargo, al reconvertir el uso crónico en ocasional descubrí que: *a)* había olvidado el efecto eufórico *posible* de la droga, hasta el extremo de confundirlo con sensaciones bastante menos sutiles e intensas; *b)* me dejaba llevar por estímulos ridículos o incompatibles con mi propia idea del mundo, generalmente ligados a un complejo de autoimportancia. En otras palabras, la cronicidad debilitó ante todo el sentido crítico, la lucidez.

La interrupción del uso no produjo el más mínimo indicio de reacción abstinencial. Para ser más exactos, durante los años de consumo cotidiano tuve siempre lo que Freud —hablando de sí mismo— llamó «una aversión inmotivada hacia la sustancia»; si volvía a emplearla al día siguiente era por una combinación de estímulos, donde destacaban la inercia, cebos de la vida social o un propósito de concentrarme en el trabajo. Creo que los estimulantes sólo crean verdadera ansia —deseo vehemente— a personas con un tono anímico bajo, que tiende a la depresión. Cuanto menos enérgico sea su entendimiento, más fácil les será desdibujar el desánimo con un brote de entusiasmo maníaco.

Principales usos

Los usos comprenden tres campos básicos, que son la comunicación con otros, el desempeño de alguna tarea específica y fines medicinales en sentido estricto. Estos últimos son, según Freud, diversos tipos y grados de anestesia local, alivio de trastornos gástricos, tratamiento del asma y la congestión nasal; cabría añadir, en tono menor, sus virtudes como laxante suave y diurético.

Al igual que cualquier otro estimulante, la cocaína aumenta la capacidad del cuerpo para mantener la vigilia y soportar fatigas. Mientras las dosis se moderen cuidadosamente, ayuda también a que el individuo logre niveles altos de atención. Dentro de este orden de cosas, se diría que su utilidad no deriva tanto de aumentar la resistencia al cansancio o la concentración intelectual, como de combatir eficazmente crisis de apatía; digo crisis, en vez de actitudes o disposiciones, porque lo provechoso para una situación *temporal* de abatimiento o postración no lo es para un carácter abatido o postrado crónicamente.

Para la comunicación con otros, esta droga rinde buenos resultados en cantidades que aumenten la intensidad psíquica sin sobrecargar el sistema nervioso. Cuando la estimulación se mantiene dentro de ciertos límites es posible relacionarse desde bases matizadas, que unas veces potencian la locuacidad —y la confidencia— y otras contribuyen a hacer más sereno el contacto. Hablar animadamente no excluye ir intercalando pausas adecuadas a la reflexión, pues los momentos de silencio sólo son violentos allí donde la comunicación resulta superficial.

Por lo que respecta a la sexualidad, el vínculo del fármaco con grandes proezas es un tópico sin mucho fundamento. En una carta a su futura esposa, Freud escribía: «¡Ay de ti, princesa, cuando llegue [...] el fogoso hombretón que tiene cocaína en el cuerpo!». Pero no se trata de un afrodisíaco genital, y si potencia las sensaciones de placer o la duración del coito es por el mismo mecanismo que potencia la intensidad o la duración del diálogo con otro. Como el aumento en la actividad del sistema nervioso es abstracto o genérico, amplifica tanto lo placentero como lo displacentero; no pocas veces convierte a los amantes en meros conversadores, e incluso puede suscitar disputas.

Si la energía sexual de una persona no sufre inhibiciones, cualquier estimulante —y la cocaína en especial— provocará sencillamente más energía: en el hombre ese aumento tiende a manifestarse como mayor control del orgasmo (sea o no capaz de incrementar su número), y en la mujer como mayor entrega a la voluptuosidad, elevando en ambos el poder de la imaginación. Sin embargo, ese incremento depende crucialmente del grado de afinidad o compenetración existente, y quien pretenda convertirse en semental o sacerdotisa de Venus por obra y gracia de la cocaína tan sólo, no tardará en conocer desengaños. A pesar de todo, el valor de la autosugestión es muy grande, y la fama de esta droga como afrodisíaco puede contribuir a que funcione en tal sentido. Lo que sin duda no funciona —salvo apoyado por enormes dosis de credulidad— es el uso tópico del fármaco, frotándolo por los genitales masculinos o femeninos; en el peor de los casos, esa práctica producirá irritaciones considerables.

En último lugar, convendría hacer mención al uso de la cocaína combinado con otras drogas. Por muchas experiencias de primera mano, entiendo que es el fármaco más difícil de dosificar; cantidades pequeñas harán sentir que es accesible una euforia superior aumentando el consumo, y cantidades grandes provocarán una incómoda sensación de rigidez (el «palo») que pide usar mucho alcohol u otros apaciguadores. El alcohol y otros apaciguadores harán que pueda administrarse más cocaína, que exige a su vez más sedación, y finalmente el usuario acabará mendigando meros somníferos, tras fumar ríos de cigarrillos. No niego cierto encanto a esta ebriedad compleja, aunque sólo parece admisible de modo muy ocasional. En realidad, es una variante de la combinación heroína-cocaína, que resulta tan lesiva como ella para la salud.

Sólo he encontrado el vicio de la cocaína inyectada en adictos a opiáceos, y dentro de ellos en quienes veneran la aguja mucho más que el contenido de cada jeringa. El uso pulmonar, espolvoreando la droga sobre tabaco, supone mucha menos absorción y produce efectos más leves, además de inducir bronquitis cuando las administraciones son habituales.

2. Crack

En laboratorios clandestinos la elaboración de cocaína pasa por obtener primero pasta base de coca (PBC) o «base», pisando las hojas con keroseno y macerando luego la mezcla seca en ácido sulfúrico diluido. Convertir esta base en cocaína requiere purificarla mediante lavados con éter, ácido clorhídrico y acetona fundamentalmente. El *crack* es una amalgama de pasta base con bicarbonato sódico, y resulta unas quince veces más barato que el clorhidrato de cocaína. En 1989 un vial con piedras de *crack* valía en las calles norteamericanas de tres a cinco dólares.

Las impurezas de la pasta —«lavada» o no— hacen que no sea administrable por vía de inyección, y que abrase el conducto nasal, limitando su uso a pipas especiales de vidrio, o a aspirarla calentándola sobre papel de plata. El nombre *crack* proviene del ruido peculiar que emiten las piedras al ser calentadas por una llama. Los efectos —que sólo he podido verificar en pocas ocasiones— son anestesia del paladar y la garganta, seguida por una estimulación parecida a dosis altas de cocaína, aunque más breve (diez o quince minutos). Naturalmente, esa brevedad sugiere al usuario prepararse nuevas pipas o *chinos*. Su valor eufórico es, a mi juicio, superior al de la cocaína.

Faltan todavía estudios clínicos y farmacológicos fiables sobre esta sustancia, que pertenece sin duda al grupo de las drogas llamadas «de diseño» (*designer drugs*), y sólo se explica como ingeniosa respuesta del mercado negro a las dificultades que hoy provoca obtener un original prohibido (en este caso la cocaína). Al igual que los analgésicos sintéticos llamados genéricamente *china white*, el *crack* es poco vendible sin considerar que faltan o son muy caras otras drogas, trátese de cocaína, opio o heroína.

A esta circunstancia añade el *crack* dos más, cuyo peso parece difícil de exagerar. La primera es que representa una mística de la miseria; si la cocaína simboliza el lujo de los ricos y los triunfadores, la base bicarbonatada de coca simboliza el lujo de los miserables. La segunda es que los ambientes ligados a esta droga han hecho suyo el universo psicológico del adicto, dramatizando una dependencia tan irresistible como la del yonki y el alcohólico. No está probado —y parece improbable— que el *crack* sea adictivo, pero sí es manifiesto que se ofrece muy barato como bálsamo para el negro y el chicano infeliz. Si se comparan con los ambientes ligados a la cocaína, donde desahogo económico y metas lúdicas contribuyen a moderar empleos abusivos, los del *crack* coinciden con el de los heroinómanos-tipo en un marcado elemento de autodestructividad; por eso mismo, algunos individuos ajenos en principio a tales ambientes —por raza o condición social— encuentran allí el aliciente genérico de la heroína, que es sencillamente irresponsabilidad a todos los niveles, con el estatuto de la víctima involuntaria.

Pero en el caso del *crack* no sólo hay una mística de la miseria en el interior de sociedades opulentas, sino un apoyo indirecto del gobierno norteamericano. En efecto, el control sobre precursores de la cocaína (éter y acetona sobre todo) ha sido el factor determinante de que los productores peruanos, bolivianos y colombianos comenzaran a exportar pasta base en vez de clorhidrato. La malicia del mercado negro hizo lo demás. Como bebedores de vino impulsados a consumir aguardiente, y presentados luego como imprevisible calamidad alcohólica, negros y otros desheredados de Estados Unidos hacen bueno el pronóstico oficial sobre males de la cocaína; en 1976 no se produjo un solo caso de intoxicación fatal debida a esa droga, y en 1989 los fallecidos por sobredosis de *crack* se elevaron a varios miles.

Por lo demás, no es un hecho incontrovertible que el *crack* sea inútil terapéuticamente, y dista también de la veracidad científica que las muertes atribuidas a ese compuesto deriven tan sólo de él, y no de causas colaterales como desnutrición, agresiones o tendencias suicidas. Un caso concreto ocurrido en Estados Unidos desde 1982 ilustra la complejidad de factores que intervienen en este campo.

Desde 1982, cuando comenzó la «epidemia» de *crack* en Estados Unidos, clínicas de Arizona y California ofrecían tratamientos al parecer eficaces para la artritis reumática, una enfermedad considerada irreversible. El fármaco en cuestión —conocido con el nombre de *Esterene*— presentaba la extraña particularidad de requerir absorción nasal, pues eran polvos que el paciente debía aspirar por una y otra aleta mediante pequeños tubos de plástico desechables. Las dosis prescritas rondaban el gramo diario, y las sorprendentes curas coparon titulares de prensa cuando una antigua campeona de danzas folklóricas (*square dance*) pudo abandonar su silla de ruedas y bailar nuevamente. Al mismo tiempo, se supo que el *Esterene* era ante todo pasta base de cocaína. Cuando Arizona y California prohibieron una práctica tan indigna de la medicina, miles de artríticos solicitaron someterse a esos tratamientos y —viéndose frustrados— empezaron a comprar pasta base de los vendedores callejeros.

Sin embargo, tras entrevistar a antiguos pacientes y a unas doscientas personas más, entre las que decidieron buscar el producto en el mercado negro, un investigador muy cualificado —profesor de psicofarmacología en la Universidad de Berkeley— descubrió que ni una sola había usado el fármaco de modo abusivo. Aparte de rinitis, inapetencia y dificultades para conciliar el sueño, efectos secundarios muy previsibles, los problemas encontrados por quienes no pudieron recibirlo del médico oficial fueron «financieros o legales».

Fumar pasta base se aclimató en Europa a finales de los ochenta. Antes había sido habitual que el usuario —pobre o rico— espolvorease a veces tabaco con cocaína y fumara la mezcla, casi siempre por el aroma tan sólo, pues su actividad es tres o cuatro veces inferior a la de la cocaína inspirada nasalmente. Pero el yonki posterior a la alarma del sida —adaptado a fumar *chinos* de heroína (calentando el producto sobre papel de plata y aspirándolo por la boca)— desarrolló una variante que combina el opiáceo con pasta base. Aunque resulta más caro en todos los sentidos —para empezar, la retransformación de cocaína en pasta (con ayuda de amoníaco) supone una pérdida de peso, y el hábito tiene los mismos inconvenientes orgánicos del *speedball*—, el ahorro de dinero o salud rara vez es tomado en cuenta por quienes buscan irresponsabilidad a toda costa.

El arraigo de esta costumbre en España lo indica que haya ya un nombre común para el combinado («revuelto»), y hasta un curioso verbo («patrasear») para el acto de devolver el clorhidrato de cocaína a su estado previo. Que yo sepa, no es costumbre aquí ni en el resto de Europa añadir bicarbonato sódico al amoniaco, obteniendo *crack* en sentido estricto. El hecho es curioso, pues si bien en Perú o Bolivia abunda el fumador de «basucos» o cigarrillos de tabaco con pasta, allí la pasta es mucho más económica que la cocaína, mientras en estas latitudes sucede al revés. Para contribuir a la confusión, y a la paradoja, buena parte de lo vendido aquí como cocaína es pasta, apenas lavada con éter o acetona, pero incluso entonces resulta «patraseada».

Junto a la variable oferta del mercado negro, el motivo de que crezca tanto la absorción pulmonar —y se reduzca concomitantemente la nasal— parece doble. Por una parte, cunde la moda del papel de plata entre quienes antes usaban cocaína y heroína por vía intravenosa, y el yonki es muy ritualista. Por otra parte, fumar *chinos* de «revuelto» dista mucho de ser inocuo para los pulmones y otras vísceras, pero es sin duda menos peligroso que inyectarse cocaína y heroína. El límite de asimilación se eleva al cuadrado o al cubo, y aunque el usuario compulsivo acabe usando cantidades formidables de ambas drogas, rara vez se expondrá a una sobredosis mortal.

Los efectos subjetivos de fumar pasta se asemejan mucho a los del *crack*. La euforia es más intensa que tratándose de cocaína esnifada, y también más breve. Es frecuente oír decir que la pasta resulta más «viciosa» —en el sentido de sugerir administraciones cada diez o quince minutos, durante horas y hasta días enteros—, pero las modalidades de empleo dependen en realidad de cada temperamento. El yonki se esforzará por terminar cuanto antes lo que tenga (sea mucho o poco), mientras el consumidor no compulsivo fumará de modo acorde con cada situación, siguiendo pautas parecidas a las del usuario ocasional de cocaína.

Mi experiencia con pasta fumada se reduce a algunas docenas de *chinos*, espaciados a lo largo de un año o dos, y siempre me ha resultado más satisfactoria que la de cocaína. Con todo, tengo propensión a la rinitis —algo que el uso nasal del clorhidrato agrava— y mi testimonio es algo sesgado por eso mismo. La anestesia que fumar pasta produce en labios y lengua no me parece agradable, como tampoco me lo parece una leve sensación opresiva en los pulmones; pero estos efectos secundarios me resultan menos molestos que la sequedad interna de la nariz, seguida al poco tiempo por oclusión.

Es muy penoso esnifar pasta no lavada, aunque sea cosa cada vez más habitual en estos últimos tiempos, cuando buena parte de la cocaína circulante no merece su nombre. Será inevitable entonces que la nariz sangre, que sus conductos se atasquen dolorosamente, e incluso que aparezcan llagas internas. Si alguien insiste en emplear estos fármacos, a pesar de su variable composición en el mercado, sensato será que purifique la base (pasándola por éter) antes de esnifarla, o que retransforme la cocaína en pasta para fumarla. Otra cosa le expondrá a absorber uno u otro producto por la vía equivocada.

3. Anfetaminas

Derivados sintéticos de la efedrina, estas drogas aparecieron en las farmacias norteamericanas hacia 1930, como recurso para mantener despiertos a sujetos sobredosificados por sedantes. Poco después se lanzan en forma de inhaladores para catarro y todo tipo de congestiones nasales, y algo más tarde como píldoras contra el mareo y la obesidad, para finalmente emplearse como antidepresivos. Tras la anfetamina propiamente dicha (*Bencedrina, Simpatina, Profamina, Centramina*, etc.) aparece su isómero o dexanfetamina (*Dexedrina*), y en 1938 la metanfetamina (*Metedrina*).

Posología

En terapéutica, la dosis activa de anfetamina es de 10 miligramos y la de dexanfetamina y metanfetamina 5 y 3 miligramos respectivamente. El primer caso registrado de sobredosis fatal —un soldado italiano, en 1941— murió tras ingerir 100 miligramos de *Simpatina* (anfetamina) en una sola toma, lo cual supone un margen de seguridad corto (1 a 10). Sin embargo, son fármacos tan poderosos que ningún neófito necesitará más de dos o tres pastillas para exaltarse. Diez dosis activas —administradas de una sola vez— producirán experiencias infernales a quien no las haya tomado nunca, y a cualquiera que no haya desarrollado ya insensibilidad por previo abuso.

El mecanismo de acción es parecido al de la cocaína, aunque en vez de impedir la reabsorción de ciertos neurotransmisores (ante todo dopamina y noradrenalina) parece liberarlos. Su acción acontece básicamente sobre el sistema límbico y el hipotálamo.

El factor de tolerancia es en estas drogas excepcionalmente alto. Un claro fenómeno de insensibilización se produce ya a los tres o cuatro días de tomar la dosis prescrita por los prospectos tradicionales (3 comprimidos diarios), y los usuarios regulares llegan a administrarse medio gramo, cantidad capaz de fulminar a cinco personas sin hábito. Aunque la tolerancia amplía mucho el umbral de la dosis mortífera, el quebranto físico sigue una progresión geométrica; cadáveres de adolescentes, que se inyectaban estas drogas en vena, revelaron en la autopsia un deterioro visceral comparable al de ancianos. Corazón, hígado y riñones son los órganos más dañados de forma inmediata. El uso por parte de embarazadas puede producir fetos monstruosos o subnormales.

Efectos subjetivos

Los efectos subjetivos son parecidos a los de la cocaína. Experimentos hechos en la Universidad de Chicago, usando como voluntarios a cocainómanos inveterados, demostraron que eran incapaces de distinguir cocaína y dexanfetamina en inyecciones intravenosas durante los primeros cinco minutos, aunque la mayor duración del efecto acababa mostrándoles la diferencia. Si preguntamos a conocedores, será normal escuchar comparaciones como seda y nylon, terciopelo y tela de saco; pero en metáforas semejantes no deja de influir la leyenda de la cocaína. A mi juicio, la comparación más ajustada puede hacerse entre vinos y licores; lo que cabe decir positiva y negativamente de una puede decirse, amplificado, de las otras. Las aminas estimulantes no sólo poseen entre cinco y diez veces más actividad, sino un efecto cinco o seis veces más prolongado.

De acuerdo con pruebas psicométricas, dosis leves de estas aminas aumentan el coeficiente de inteligencia en una proporción media de ocho puntos. Salvo error, nadie ha administrado baterías de tests utilizando cocaína, pero es probable que produjera resultados análogos sobre la atención y la concentración. Evidentemente, sólo aspectos de ese tipo admiten cierta medida, y ninguna droga descubierta hasta hoy hará de un necio un ser prudente.

Donde sí se demuestran eficaces las tres aminas es para el tratamiento de niños hiperactivos, un síndrome que parece derivar de maduración cerebral tardía. Nacidos muchas veces con un intelecto normal o superior a la media, esos niños son incapaces de permanecer quietos o concentrarse en una actividad, y es notable comprobar que —en vez de producir sobreexcitación— el estimulante contribuye a tranquilizarlos. Gracias a tales tratamientos sabemos también que dosis leves, incluso mantenidas durante años, son compatibles con su maduración y no causan lesiones orgánicas considerables.

Los efectos del empleo crónico en dosis medias o altas son parecidos a los de la cocaína usada crónicamente en dosis paralelas, sólo que más graves. La paranoia o delirio persecutorio ocurre bastante antes, y muchas veces se instala de modo irreversible. La intoxicación anfetamínica aguda es tratada del mismo modo que la cocaínica.

Por supuesto, estos estimulantes no producen un síndrome abstinencial parecido al de los apaciguadores, sino una depresión o colapso psíquico proporcional al abuso, que en su fase álgida puede durar una semana entera. Se dice que algunas drogas análogas, como la fenmetracina (*Preludín, Minilip,* etc.), son adictivas al estilo de los opiáceos. Pero no es cierto. Tanto en el caso de la fenmetracina como en el de las aminas la suspensión del empleo produce un estado depresivo; en realidad, basta una sola administración para inducir resacas depresivas, aunque sólo meses o años inducen la llamada psicosis anfetamínica.

Principales usos

Los empleos sensatos son idénticos a los empleos sensatos de cocaína, tomando en cuenta que se trata de sustancias mucho más tóxicas. Aparte de niños hiperactivos, tratamiento de sobredosis por sedantes, crisis de hipo o prevención del mareo terrestre, marítimo y aéreo, las anfetaminas son desde luego útiles para esfuerzos de tipo físico e intelectual, así como para comunicarse con otros. Dentro de esta comunicación se incluye la sexualidad, que algunos ven potenciada y otros reducida; al ser quizá menos cálida que con cocaína, la estimulación en este terreno parece más propensa a ambivalencias, con momentos de intensa pasión alternados por otros de total desinterés.

Sin embargo, la medicina institucional las ha empleado para tres finalidades adicionales, que llaman la atención. La primera —común hacia los años cincuenta— fue tratar casos de alcoholismo, hábito de otras drogas, depresión e histeria con altas dosis inyectadas (el llamado *shock* anfetamínico). Además de ineficaz, este procedimiento crea lesiones neuronales incurables. Administradas por vena durante meses, las anfetaminas suscitan paranoia permanente en el 44 por 100 de los casos.

La segunda finalidad —empleando compuestos que combinaban aminas y barbitúricos— fue permitir un diagnóstico-tratamiento sencillísimo para el cajón de sastre designado como «trastornos funcionales», y alcanzó enorme popularidad desde los años cuarenta hasta los sesenta. La combinación de anfetamina y barbitúrico resulta mucho más tóxica que la de cocaína y heroína.

La tercera finalidad es combatir la obesidad, un mal directamente relacionado con el desahogo económico, y sigue considerándose «uso terapéutico legítimo». Hasta los años setenta se empleaba ante todo metanfetamina (en España el *Bustaid*, un preparado que añadía vitamina B) o fenmetracina, y actualmente drogas parecidas como la anfepramona, el fenprororex y el mefenorex (*Pondinil*). Al igual que sucediera en el caso de los opiáceos, la virtud eufórica de los compuestos naturales sugirió buscar variantes sintéticas, y la virtud eufórica de las variantes sintéticas buscar otras variantes y otras, que si bien irían siendo condenadas podrían venderse lucrativamente en el ínterin. Cuidadosos autoensayos con mefenorex me han convencido de que —en las dosis prescritas— es tan tóxico como la anfetamina, mucho menos eufórico, y más creador de irritabilidad.

Al mismo tiempo, conviene no caer en simplismos. Algunas estadísticas atribuyen a la voracidad inmoderada casi tantas muertes como a la arterioesclerosis, y es ilustrativo comprobar que las ansias invencibles de deglución —multiplicadas, como vimos, por las drogas que tranquilizan asfixiando el cerebro— son reducidas por las que activan en general su funcionamiento. Resulta claro, pues, que los devoradores de comida se «espiritualizan», por así decirlo, al entrar un estimulante del sistema nervioso central en su riego sanguíneo (lo cual parece oportuno por eso mismo).

Sin embargo, quien usa un fármaco para alguna necesidad renovada cotidianamente habrá de administrárselo cotidianamente. La bulimia o afán desmedido de comer no sólo requiere uso cotidiano, sino varias administraciones cada día. Considerando que —salvo la cocaína— todos los estimulantes descubiertos después producen un fenómeno de rápida insensibilización, gracias al cual resulta imperativo aumentar la dosis si quieren mantenerse los efectos, el dilema está servido.

Distintos dilemas jalonan la vida, desde luego, y este no parece de los peores. Pero su gravedad sería indudablemente menor si en vez de aminas o nuevos análogos se empleara cocaína y, sobre todo, si quien acude al médico para controlar su apetito recibiera una cumplida información sobre el «anorexígeno» recetado. Eso sucede muy rara vez, quizá porque *consulte al médico* se transformaría durante algunos momentos en *consulte al cliente*.

4. Cafeína

El alcaloide psicoactivo de café, té, cola, yopo, mate, guaraná, cacao y algunas otras plantas no se considera sustancia psicotrópica, y no forma parte de las drogas en sentido legal. Por eso mismo, faltan estudios serios sobre su intoxicación. Curiosamente, los más serios conciernen a las larvas de mosquito, que sometidas a soluciones poco concentradas del fármaco padecen estados de confusión intensísima del sistema nervioso, hasta el extremo de ahogarse. Faltan también datos sobre qué proporción de plantas con contenido cafeínico se destinan a producir el alcaloide. A efectos aproximativos, baste saber que la producción mundial de cafeína ronda los 100 millones de toneladas. Al generalizarse los cafés descafeinados, las empresas dedicadas a liofilizar se han convertido en grandes productores de esta droga, que luego venden a los laboratorios farmacéuticos. Esto supone unas 100 dosis/año para cada habitante actual del planeta.

Posología

Ingrediente principal o accesorio de innumerables medicamentos, la cafeína aparece en forma pura como polvo blanco, cristalino y amargo que puede engañar a más de uno si se ofrece como cocaína. Su potencia es unas cinco veces inferior. La dosis activa mínima puede fijarse en 150 o 200 miligramos, cuyo efecto se prolonga durante media hora aproximadamente. No he podido encontrar datos sobre dosis mortales, si bien calculo que una persona no habituada puede sufrir intoxicaciones agudas a partir de gramo y medio o algo más. Además del sistema límbico y el hipotálamo, los principales órganos afectados son corazón, hígado y riñones; el estómago, perjudicado claramente por el café, no es afectado en tanta medida por la cafeína. Los síntomas de la intoxicación aguda son agitación generalizada, temblor, angustia, náuseas, vómitos, palpitaciones y caída de tensión.

La tolerancia es muy alta y se establece rápidamente. Los cafetómanos declaran ser incapaces de dormir o estar serenos sin quince o veinte tazas diarias, e incluso toman varias seguidas antes de irse a la cama. Esta reacción paradójica no lo es, considerando que el fármaco apenas ejerce efecto positivo sobre ellos —por un fenómeno de insensibilización—, pero que su ausencia desencadenaría un colapso psíquico parecido al de la cocaína o la anfetamina en dosis paralelas. Tienen, pues, razón diciendo que para ellos el excitante equivale a un sedante, aunque eso no evite los estragos aparejados al uso masivo.

Efectos subjetivos

Más que estimular la atención intelectual, la cafeína estimula el simple estado de vigilia, la resistencia al cansancio. Por vía oral, medio gramo equivale a unos 5 miligramos de dexanfetamina, con una acción de dos o tres horas que se caracteriza por sequedad de boca, disposición muy activa y cierta rigidez muscular, quizá acompañada por leves trastornos en la visión, como borrosidad pasajera o pequeñas partículas que cruzan el campo visual. Lo que en algunos se manifiesta como locuacidad y extroversión produce en otros el deseo de aislarse, vida interior, de acuerdo con el típico efecto polar de los estimulantes; los extrovertidos tienden a introvertirse, y los introvertidos a extrovertirse, salvo que esas disposiciones sean muy marcadas, en cuyo caso se potencian simplemente.

Principales usos

La cafeína es útil como tónico genérico del sistema nervioso central. Se emplea para ciertos dolores de cabeza (cefaleas), para el asma bronquial y para cólicos de la vesícula biliar. Constituye un vasoconstrictor —como los demás estimulantes—, y se combina bien con vasodilatadores. De ahí que se encuentre tan generalizada la costumbre de tomar café y licor simultáneamente. El *carajillo* es una variante suave de mezclas antiguas como el agua heroica (café y opio líquido), y combinaciones modernas que van desde el *speed-ball* propiamente dicho (cocaína y heroína) a los sedantes-tranquilizantes de farmacia (anfetamina y barbitúricos, anfetamina y benzodiacepinas).

A mi juicio, su principal utilidad es sustituir al café, allí donde lo bebemos sólo para estimular la vigilia. La cafeína no contiene alquitranes cancerígenos ni provoca trastornos gástricos, y uno o dos comprimidos —en específicos como el *Durvitán*— pueden cumplir las funciones de cuatro o seis tazas de café.

5. Estimulantes de acción muy lenta

Para diversas finalidades, que abarcan desde el tratamiento de ciertas depresiones a la eneuresis nocturna (incontinencia de orina), la medicina actual emplea otros fármacos, que suelen tener en común con los neurolépticos la necesidad de administrarse durante semanas para desplegar su eficacia. Entre ellos están derivados tricíclicos e isósteros (imipramina, desipramina, amitriptilina, opipramol, etc.) e inhibidores de la monoamino-oxidasa o IMAOS. Aunque se emplean para combatir depresión y melancolía, los derivados tricíclicos poseen una acción estimulante particular, que potencia los depresores centrales y puede suscitar cierto efecto de sedación. Los IMAOS (derivados de hidrazina o hidrazida) producen una elevación del tono vital, con una euforia poco perceptible aunque duradera, que mejor podría llamarse estimulación difusa.

Derivados tricíclicos e IMAOS tienen en común ser drogas muy tóxicas, con un cuadro de efectos secundarios equiparable a los del cloroformo o a la anfetamina por vía intravenosa. Mencionaré algunos, entre los de cada grupo.

Los derivados tricíclicos actúan tras un período de latencia de varias semanas, con los albures previsibles. Su tasa de mortalidad no supera el 2 por 100 de los casos si el sujeto es ingresado sin demora en una unidad de vigilancia intensiva. Al comienzo pueden inducir somnolencia, aunque luego producen trastornos del sueño; el coste de la estimulación incluye: fatiga, disminución de reflejos, convulsiones, parkinsonismo, agitación y desorientación acompañada de alucinaciones, lesión de miocardio que puede llegar a insuficiencia cardíaca, arritmias, impotencia, frigidez, sofocos, aumento de peso, destrucción de células de la sangre, ictericia, lesiones del feto, coma y colapso cardiovascular. La dosis mínima para una intoxicación aguda es parecida a la de codeína (400 miligramos), y la mortal ronda el gramo y medio. Como requieren dosis mínimas de unos 100 miligramos, su margen de seguridad es muy pequeño: entre 1-4 y 1-8. Son incompatibles con IMAOS, neurolépticos, somníferos y alcohol.

Los inhibidores de monoamino-oxidasa o IMAOS también actúan tras un período de latencia y permanecen un tiempo asombrosamente largo en el organismo: como mínimo 10 o 15 días. El coste de su estimulación es todavía superior al de los derivados tricíclicos, pues a los efectos secundarios enumerados a propósito de ellos se añaden trastornos cutáneos, hipertensión, daltonismo, neuropatía por falta de vitamina B6, hemorragia cerebral, edema pulmonar, alta sensibilización al virus de la hepatitis y necrosis del hígado. 500 miligramos pueden acabar con un adulto, y el margen de seguridad es mínimo (1 a 3 o 4). La intoxicación aguda se parece al cuadro producido por sobredosis de anfetamina, y alcanza una mortalidad del 20 por 100, produciéndose por coma y colapso cardiovascular. Pero es un episodio más difícil de prevenir y tratar, pues los síntomas de sobredosis no aparecen nunca antes de una hora, y normalmente no antes de cinco o seis. Son incompatibles con casi todas las otras drogas psicoactivas, y con una enorme cantidad de alimentos (varios tipos de quesos, embutidos, patés, conservas, frutas, verduras, productos con levadura, café, té, chocolate, yogur, huevas de pescado, etc.).

Este análisis ofrece una idea de lo que dan y cobran al individuo los últimos estimulantes legales, preconizados por la «ciencia médica». Siendo inadmisibles cocaína y anfetaminas para elevar el tono vital, ahora encuentran acomodo mercantil lo que Artaud llamó «venenos absolutamente desesperados». Derivados tricíclicos e IMAOS tienen en común con la cocaína bloquear la degradación de neurotransmisores específicos (dopamina, serotonina y norepinefrina), pero se distinguen prácticamente de todos los psicofármacos por el riesgo que representa intoxicarse con algo que hará efecto dentro de varios días, y luego permanecerá sin asimilarse —impregnando forzosamente el organismo— durante una o dos semanas más.

Otro estimulante de acción muy lenta es el *Prozac* (fluoxetina), no emparentado química pero sí funcionalmente con los previos, que se difundió bajo el lema: «8 millones de americanos no pueden equivocarse», y hoy puede estar siendo consumido de modo crónico por una cifra diez veces superior. Su margen de seguridad es parejamente estrecho, ya que la dosis activa mínima (20 miligramos) se convierte muy pronto en sobredosis (80 miligramos). Los efectos secundarios más comunes son ansiedad, nerviosismo, insomnio, inapetencia, ataques imprevistos de sueño, vértigo, náuseas e irritabilidad; en otras palabras, los habituales en toda clase de estimulantes. No se descartan alergias específicas (tanto más graves cuanto que detectadas por fuerza tarde), y urticaria. Lamentablemente, el prospecto no menciona factor de tolerancia, ni si el hábito ensancha su margen de seguridad. Tampoco menciona un duradero decrecimiento de la actividad sexual.

Vendido liberalmente por todas las farmacias —a precios de caviar beluga— viene a ser una especie de cafeína retardada, pensada para actuar día y noche una vez que el organismo alcance el necesario nivel de saturación. Como el fabricante recomienda esta droga para estados rara vez breves —concretamente para depresión, gula y «trastornos obsesivo-compulsivos»— la pregunta es qué hacer cuando no sienta mal. ¿Seguir tomando? Pero ¿hasta qué momento? La propuesta implícita es continuar indefinidamente.

4

Fármacos visionarios

«Puedo narrar, puedo también guardar en secreto lo que aprendí en esta región —silencio prudente o impuesto por un temor reverencial—. No sólo he comprendido lo que movió a hombres de los tiempos y lugares más remotos. Lo he visto en su espacio, y con sus ojos».

E. Jünger, *Acercamientos*.

Si las drogas de paz y las de energía se caracterizan por una toxicidad relativamente alta, que —salvo casos excepcionales— se corresponde con factores de tolerancia relativamente altos también, las drogas visionarias presentan rasgos por lo general muy dispares.

En su mayoría, tienen márgenes de seguridad tan altos que la literatura científica no conoce siquiera dosis letal para humanos, y en su mayoría carecen de tolerancia —o la tienen tan rápida que dos o tres administraciones sucesivas bastan para producir insensibilización total—; en otras palabras, algunas pueden consumirse la vida entera sin aumentar cantidades, y otras no producirán el más mínimo efecto psíquico sin interponer pausas de varios días en el consumo, incluso con dosis descomunales. Tampoco pueden producir cosa parecida a una dependencia física, acompañada por síndromes abstinenciales. Partiendo de las drogas examinadas hasta ahora, todo esto parece el mundo cabeza abajo.

Sin embargo, que la toxicidad y el factor de tolerancia sean cosas despreciables, o casi despreciables, no significa *inocuidad* en el caso de las drogas visionarias. Lo esencial en el concepto de fármaco —que se trata de sustancias venenosas *y* terapéuticas, no lo uno *o* lo otro— sigue cumpliéndose aquí con rigurosa puntualidad, sólo que en un orden distinto de cosas. El peligro no es que el cuerpo deje de funcionar, por catalepsia o por sobreexcitación, sino que se hunda el entramado de suposiciones y juicios acerca de uno mismo, y que al cesar la rutina anímica irrumpa de modo irresistible el temor a la demencia.

El caso se parece al de Aladino y su lámpara, que bastaba frotar para hacer presente un genio todopoderoso. Ese *djinn* podía conceder deseos, remediar carencias y defender de enemigos; pero no toleraba ser invocado vanamente, por móviles emparentados con el aburrimiento, la hipocresía o la trivialidad. En sus formas vegetales, los fármacos visionarios más activos han sido venerados como canales de comunicación con lo eterno y sacro por aquellos pueblos que los emplearon o emplean, evitando así que móviles banales e irreflexivos produjeran la ira del *djinn* y el consiguiente horror de Aladino. Una de sus lecciones es que alterar la rutina psíquica implica profundizar en la cordura, no en la demencia, pero que tanto el demente crónico como el frívolo podrían verse enfrentados a experiencias dantescas, el uno por insuficiencia de su espíritu y el otro por una orientación errónea. Empleando los términos de C. Castaneda, sólo defiende con eficacia esa pureza en el intento representada por caminos con corazón.

La explicación neuronal para el símil de Aladino ha sido intentada desde varias perspectivas, por ejemplo afirmando que estas drogas reducen el tiempo empleado para transmitir señales nerviosas, con el consiguiente incremento geométrico de información. En contraste con los pacificadores sintéticos, se sabe que bastantes drogas visionarias aumentan la oxigenación cerebral, y quien haya experimentado su efecto sospecha que activan tanto lo primitivo allí como las funciones más desarrolladas evolutivamente. Sin duda, interrumpen la rutina psíquica en grados impensables para drogas de paz y de energía abstracta, abriendo dimensiones anímicas que oscilan de lo beatífico a lo pavoroso, con una tendencia —perfectamente ajena también a drogas de paz y de energía— que se orienta a borrar la importancia o relevancia de un yo en todo el asunto.

Por eso mismo, se vinculan a la experiencia de *éxtasis* en sentido planetario —tal como aparece en culturas de los cinco continentes—, que incluye dos momentos básicos: una etapa de viaje por regiones inexploradas, aligerado el sujeto de gravedad pero incapaz de detenerse en nada, y una etapa esencial que cuando toca fondo implica morir en vida para resucitar libre del temor a la vida y, en esa medida, de aprensión ante la finitud propia. El segundo momento puede explicarse también como súbito miedo a volverse loco o estallar de significado, que se desliza al pánico de no poder hacer el camino de retorno hacia uno mismo, y concluye (en casos favorables) con una reconciliación de lo finito y lo infinito, donde el instante y la eternidad se funden, emancipadas de deudas para con el ayer y el mañana. Es el éxtasis propiamente dicho o «pequeña muerte», que el ánimo experimenta como momento de vigorosa resurrección; no sólo ha sobrevivido como cuerpo y como conciencia, sino que esa inmersión en dimensiones superiores e inferiores le ha templado en medida bastante como para volver a elegir existencia.

Las drogas visionarias más potentes exhiben grandes semejanzas estructurales con todos los neurotransmisores monoamínicos (dopamina, norepinefrina, serotonina, acetilcolina, histamina), y dentro de una analogía básica se distribuyen en dos grandes grupos. Uno posee un anillo bencénico y corresponde en general a las fenetilaminas (mescalina es el prototipo), mientras otro posee un anillo indólico (LSD, psilocibina, etc.), si bien ambos grupos muestran grandes afinidades en sus efectos subjetivos. Los compuestos indólicos se encuentran en plantas de cuatro continentes —ergot y cornezuelo, iboga, amanita muscaria, varios tipos de hongos—, y dan origen a compuestos semisintéticos y sintéticos. Los de anillo bencénico se encuentran también en plantas como el peyote o el sampedro, y sus derivados sintéticos pueden acercarse al millar.

I. Visionarios y alucinógenos

Suelen conocerse como «alucinógenos» los fármacos de excursión psíquica, borrando así diferencias decisivas en el efecto. Visión arranca de conceptos como el griego *theoreia*, que significa contemplación y mirada a distancia. Alucinación, que se define en los manuales como «percepción sin objeto», tiene su raíz en experiencias de perturbados sin drogas (vulgarmente conocidos como locos, permanentes o transitorios), y perturbados con drogas de paz o energía (altas dosis de alcohol, barbitúricos o estimulantes).

Visión y alucinación se distinguen por el grado de *credulidad* inducido en cada caso. Usando ayahuasca o yagé, por ejemplo, alguien puede contemplar con los ojos cerrados criaturas primordiales —digamos una especie de lagartos descomunales o dragones—, dentro de una trama narrativa donde esos seres telúricos le cuentan que crearon la vegetación terrestre para ocultarse de ciertos perseguidores, y acto seguido ver cataratas parecidas a las del Niágara brotando de las fauces de un cocodrilo inauditamente vasto. Sin embargo, las formas dependen de yacer tumbado en la oscuridad, libre de ruidos o voces inmediatas, y el sujeto se sabe inmerso en una visión determinada, por mucha angustia o asombro que el cuadro le produzca. El que padece un *delirium tremens* alcohólico o de tranquilizantes, en cambio, no sólo verá cocodrilos en su chimenea o arañas corriendo bajo su piel, sino que tratará de tomar las medidas acordes a una realidad inmediata de tales percepciones, lanzando objetos contundentes contra el adversario de la chimenea, o rascándose hasta lacerar la piel.

En un caso la conciencia crece, admitiendo lo inaudito, y en el otro se ve reducida, hasta el extremo de actuar sobre la base de una credulidad ciega. Un imbécil, un trastornado o un frívolo pueden comportarse con yagé como un cocainómano, un barbiturómano o un alcohólico con sus respectivas drogas —dando crédito al estado de conciencia alterada como si se tratara de un estado de conciencia habitual—, pero incluso entonces habrá en su mente un doble nivel, que por una parte recibe las visiones y por otra crea respuestas adaptadas a su particular disposición anímica. Está negándose a la «pequeña muerte», aunque la experimenta, y el resultado de su colisión puede ser agresividad dirigida sobre otro o sobre sí mismo. Simplemente, no dispone de recursos para hacer frente a la experiencia donde resulta encontrarse, y reacciona con disociaciones.

Todo esto viene a cuento porque hay drogas alucinógenas o disociativas, que introducen a la credulidad ciega como estado racional o cotidiano de conciencia, y que por eso mismo merecen el nombre de «alucinógenos». Lo que distingue nuclearmente fármacos visionarios de fármacos alucinógenos es la *memoria*. Tan pronto como alguien olvida hallarse bajo la influencia de una droga, estando sometido a ella, se siguen consecuencias catastróficas o benéficas, pero en todo caso imprevisibles, y probablemente adversas, pues la vida personal es un equilibrio inestable, que admite pocos errores impunes.

Salvo en dosis masivas, donde también funcionan como disociativos o alucinógenos drogas de paz y drogas de energía en abstracto, los alucinógenos clásicos son tropanos contenidos en solanáceas psicoactivas. La lechuga silvestre, la belladona, la mandrágora, el beleño, las daturas y las brugmansias pertenecen a este grupo, cuyos principios activos básicos son atropina y escopolamina. Crecen silvestres en todo el planeta, y mientras Europa estuvo sometida al imperio inquisitorial fueron elementos básicos de untos y potajes brujeriles.

Sabemos que estas drogas son usadas en otros continentes, y testimonios como el de Teofrasto —principal discípulo de Aristóteles— indican que extractos suyos fueron habituales antiguamente, mezclados o no con vino. Pero en Asia, África, Australia y América son drogas usadas por el chamán o brujo para adquirir poderes, y no compartidas con la generalidad de la tribu como las drogas de tipo visionario. Dominarlas es un desafío que él y sus sucesores asumen a título personal, por ejemplo para poder desplazarse mágicamente de un lugar a otro. Es posible que —en los umbrales de la Edad Moderna— una de las desgracias europeas haya sido verse llevada a un uso popular de fármacos tan ásperos, tras el hundimiento de tradiciones farmacológicas paganas y antiguas vías de suministro.

Sea como fuere, las solanáceas psicoactivas son fármacos alucinógenos. Un té de datura sumió a tres personas en un estado calamitoso. Desdoblada, la primera estableció una larga comunicación telefónica con Japón (sin apoyo de ondas herzianas, desde luego), produciendo el discurso de ambos lados mientras recorría las orillas de una playa. Abrumada por la sensación de haberse convertido en plomo macizo, la segunda persona (concretamente yo) se desplomó en un estado de sopor amnésico, según parece acompañado por ocasionales convulsiones. La tercera enveredó campo a través, descalza, hasta que varios kilómetros más tarde un alma caritativa le otorgó acomodo, cuando la maleza ya había causado múltiples heridas. Ninguno de los tres recordamos cosa distinta de beber el cocimiento, y recojo los datos de observadores no intoxicados. A veces he dicho a otros que volé —siendo de plomo—, aunque sinceramente creo que se trata de una elaboración ulterior, influida por las ilustraciones de brujas cabalgando sobre palos de escoba. Tengo algunos amigos que han ensayado experiencias semejantes, de los cuales uno requirió cuidados médicos intensivos.

En aras de la claridad, es preciso distinguir de modo tajante entre drogas que suprimen la memoria y drogas que la retienen. Carece de valor alguno, a mi juicio, una experiencia que no puede ser analizada y vuelta a analizar por el entendimiento. Además, la cesura entre fármacos visionarios y fármacos alucinógenos se apoya en la farmacología misma; tanto las plantas solanáceas como sus alcaloides poseen una toxicidad muy alta, capaz de matar como el cianuro, mientras no se conoce nada semejante en el otro campo. Condorcet, por ejemplo, puso fin a su vida con un extracto de datura estramonio; en el tiempo que su ama de llaves empleó para cruzar desde el dormitorio al patio y volver —uno o dos minutos a lo sumo—, pasó él de la plena conciencia a la muerte, y de un modo tan elegante que la mujer ni siquiera notó modificación en la postura inicial de su cuerpo sobre la cama. Nadie, nunca, ha conseguido matarse con un extracto vegetal que contuviera los alcaloides llamados aquí visionarios, ni deprisa ni despacio.

Como antes indiqué, su peligro no es envenenar el cuerpo, sino más bien desorientar —o desperdiciar— el alma. Por eso mismo, me atrevería a decir que de alguna manera imprimen carácter o, si se prefiere, que *una sola* experiencia es capaz de persistir indefinidamente como troquel de la vida psíquica, aunque puede permanecer almacenada en pliegues poco accesibles para la vigilia cotidiana.

Durante los años cincuenta y sesenta fueron objeto de intensa investigación por parte de distintos servicios secretos, que buscaban allí «drogas de la verdad», útiles para extraer confidencias y sondear más allá de su consentimiento a sujetos reacios. Por esos años comprendían Benjamin, Bloch, Huxley, Jünger, Bateson, Michaux, Paz, Koestler, Watts y otros que, en efecto, eran drogas íntimamente ligadas a lo contrario de la mentira, con una promesa de desvelamiento volcada hacia dentro y hacia fuera. Su rasgo más básico y común parece ser ese: impedir que conciencia y autoconciencia ocupen distritos estancos. Hecho ya a esa incomunicación en distintos grados, verla disuelta de repente bien puede resultar angustioso, e incluso aterrador. Pero lo que queda finalmente en entredicho es una u otra forma de hipocresía, empezando por la autoimportancia.

Con ello acaba de deslindarse la diferencia entre estas drogas y las de paz o energía en abstracto; el apaciguador borra por algún tiempo lo doloroso, tal como el estimulante borra por algún tiempo el desánimo. Las drogas visionarias borran por algún tiempo la falta de contacto con nuestras realidades a la vez más íntimas y más objetivas.

II. Sustancias de potencia leve o media

Las distinciones basadas sobre actividad farmacológica tienen algo de arbitrario para las drogas que ahora nos ocupan, pues el efecto depende muchas veces de factores ajenos a compuestos específicos y hasta dosis. Añadido a la personalidad individual, lo llamado *set* («ambiente») y *setting* («preparación») tiene un gran peso a la hora de inclinar la experiencia hacia maravillas u horrores, e incluso a la hora de establecer su duración.

Sin embargo, ciertas sustancias tienden a ejercer un influjo no sólo más breve sino menos profundo, al menos en comparación con otras. Es un hecho indiscutible para algunas drogas de diseño, que sólo han alcanzado notoriedad recientemente, y puede sostenerse —con reservas— del cáñamo. En todo caso, la distinción entre visionarios muy activos y visionarios no tan activos, relativa en sí, tiene el valor de posibilitar cierto orden expositivo.

1. La psiquedelia sintética.

En 1912 los laboratorios Merck de Darmastadt aislaron de modo accidental —bastante antes de descubrirse las anfetaminas— la MDMA o metilenedioximetanfetamina (vulgarmente conocida hoy como «éxtasis»). No siguieron estudios farmacológicos, y hasta 1953 el descubrimiento permaneció en el registro de patentes, momento en que el ejército norteamericano decidió probar MDMA y su antecedente, la MDA (metilenedioxianfetamina), llamada también «píldora del amor»), en distintos animales. La primera comunicación científica sobre efectos en seres humanos es de 1976 y se debe al químico y farmacólogo A. Shulgin, investigador infatigable, que representa para este tipo de compuestos lo que A. Hofmann representó décadas antes para LSD y afines. Desde mediados de los sesenta circulaban en el mercado negro americano drogas del mismo tronco —la STP o DOM (dimetoximetilanfetamina), la DOET (dimetoxietilanfetamina), la DOB (dimetoxibromoanfetamina), o la TMA (trimetoxianfetamina)—, que con el transcurso del tiempo han ido multiplicándose, y hoy ofrecen variantes excéntricas como la MDE o «Eva» (metilenedioxifenilisopropilamina) o la MBDB (metilbenzobutanamina).

La inflación de sustitutos para psiquedélicos naturales y semisintéticos parece deberse a los mismos resortes que en el mercado blanco y el negro han multiplicado sucedáneos tanto para opiáceos como para estimulantes naturales y semisintéticos, desde la buprenorfina al *crack*. Una montaña de datos farmacológicos no agotaría los rasgos diferenciales de estos compuestos, y me limito por ello a examinar uno concretamente.

a) MDMA o éxtasis

Posología

Al caer bajo la Prohibición, quedaron en suspenso varias investigaciones sistemáticas sobre esta droga y el sistema nervioso humano. A la autoridad en funciones no le interesa dilucidar esos aspectos, y sin su apoyo —por no decir que en condiciones de persecución— resulta muy difícil llegar a resultados indiscutibles. Sin embargo, se saben ya algunas cosas.

El ancestro vegetal de la MDMA son aceites volátiles contenidos en la nuez moscada y en las simientes de cálamo, azafrán, perejil, eneldo y vainilla. El procedimiento más sencillo para obtener MDA es tratar safrol (ingrediente del aceite de sasafrás) con amoniaco en forma gaseosa. La MMDA, que es en realidad un derivado de la MDA, se obtiene aminando miristicina, un alcaloide presente en la nuez moscada. Aunque esa nuez se considera droga afrodisíaca en India, dudo de que su efecto se parezca remotamente al de MDA, MMDA o MDMA, y no es aconsejable ingerir las cantidades necesarias para tener una experiencia psíquica; cierto conocido molió tres nueces grandes y logró tragarlas con ayuda de miel y agua, pero tuvo un paro renal que de poco acaba con su vida.

Por supuesto, los actuales laboratorios clandestinos siguen caminos sintéticos para obtener estas drogas, y con frecuencia producen homólogos inexplorados todavía.

Las dosis de MDMA abarcan de 1 a 2,5 miligramos por kilo de peso. Menos de 50-70 miligramos pueden no ser psicoactivos, y más de 250 pueden provocar una intoxicación aguda, aunque no sea frecuente; he llegado a tomar unos 400 miligramos —con varios amigos que tomaron otro tanto— sin efectos secundarios distintos de leves irregularidades en la visión. No obstante, es obvio que el fármaco posee un margen de seguridad excepcionalmente pequeño para drogas de tipo psiquedélico. Admitiendo que puede haber alérgicos específicos (asmáticos, aquejados de insuficiencia renal o cardíaca, epilépticos, hipertensos, embarazadas y quizá otros, todavía por determinar), pienso que la dosis letal media no comienza hasta los 600 o 700 miligramos en una sola toma, y que un organismo sano admite posiblemente varios gramos. Han sobrevivido ratones, ratas y conejos de indias con dosis equivalentes a 6 gramos para una persona de peso medio, y nada indica que sean más resistentes a este tipo de compuestos que los humanos.

Cuando contienen efectivamente MDMA, las cápsulas o grageas circulantes en el mercado negro suelen ser de 100 a 150 miligramos. Estas cantidades —que pueden considerarse óptimas para personas entre 50 y 80 kilos de peso— producirán por vía oral una experiencia intensa de 2 a 3 horas, que luego declina con relativa rapidez. No es raro que en la «bajada» se produzca una suave somnolencia espontánea, seguida por sueño tranquilo. El día siguiente está caracterizado por una especie de reminiscencia del efecto, mucho más leve pero mucho más prolongado también, que puede experimentarse como fatiga si hay que trabajar o hacer esfuerzos análogos, aunque en otro caso tiende a sentirse como la adecuada terminación de aquello que comenzó el día previo.

No he notado fenómenos de tolerancia con la MDMA, quizá porque no llegué a consumirlo en altas dosis y bastante seguido. Probé las primeras cápsulas hace unos quince años, y desde entonces me habré administrado más de medio centenar —unas pocas ocasiones hasta tres o cuatro por semana, y en la mayoría de los casos mucho más espaciadas, pero sigo notando la misma potencia con el mismo producto—. Naturalmente, esto no vale cuando se van encadenando dosis sucesivas, ya que a partir de la segunda el incremento en efecto psíquico es mínimo, a la vez que aumentan sensaciones colaterales (apretar las mandíbulas, conatos de visión doble, coordinación corporal algo menor). En cualquier caso, si se desarrolla una tolerancia es mucho menos marcada que con anfetamina, tranquilizantes o somníferos.

Se ha dicho que la MDMA es neurotóxica, pues puede provocar una degeneración permanente en los terminales serotonínicos de ratas. Fueron estos datos los que sirvieron de apoyo principal a la DEA americana para situar el fármaco en la lista I. Sin embargo, lo cierto es que dichos experimentos, y su interpretación, carecen de buena fe. Administrando diariamente a roedores cantidades que equivalen a 3 y 4 gramos por parte de humanos, pontifican sobre el efecto en sujetos que, por término medio, no usan más de doce veces al año 150 o 200 miligramos. Con la misma lógica científica, juzgaríamos los efectos de distintos licores por aquello que acontece cuando obligamos a las ratas a beber agua con proporciones muy altas de alcohol, exponiéndolas en otro caso a morir de sed; este cruel experimento se ha hecho, y no sólo produjo muy graves degeneraciones en el tejido cerebral de los roedores, sino conductas como devorar sistemáticamente a las propias crías. Salvo error, nadie dedujo de ello que beber ocasionalmente cantidades moderadas de bebidas alcohólicas induzca degeneración cerebral e infanticidio en madres y padres humanos.

El caso resulta todavía más llamativo cuando son decisiones de la propia autoridad legal quienes impiden investigar *hasta qué punto* puede ser realmente neurotóxica la MDMA para humanos. Todo cuanto sabemos con certeza por ahora —gracias a punciones lumbares hechas en 1987 a cinco usuarios generosos de esta droga, pertenecientes a la especie humana desde luego— es que el nivel de serotonina y otros neurotransmisores se mantenía dentro de los márgenes considerados «normales».

También sabemos que de las cinco muertes producidas en Dallas y atribuidas a MDMA sólo un cadáver mostraba rastros de esta sustancia en sangre, pero insuficientes para provocar siquiera una sobredosis leve. De hecho, en diez años de uso clínico y recreativo no se conoce todavía un solo caso de persona fallecida por ingerir grandes cantidades, y los episodios de intoxicación parecen deberse más bien a alérgicos, como aquella joven que murió de perforación por tomar dos aspirinas. No obstante, insisto en que nadie, por ningún concepto, debería administrarse en una sola toma más de 250 miligramos de MDMA.

Orgánicamente hay un aumento en la presión y el pulso, que alcanza su punto máximo como una hora después. A las seis horas son iguales —o algo inferiores— a los habituales.

Efectos subjetivos

Si los demás fármacos visionarios pueden considerarse potenciadores *inespecíficos* de experiencia espiritual, la MDMA tiene como rasgo potenciar la empatía, entendiendo ese término en sentido etimológico: capacidad para establecer contacto con el *pathos* o sentimiento. No produce visiones propiamente dichas, y deja el mundo como está; pero a cambio de no cruzar las puertas de la percepción permite trasponer o desempolvar la puerta del corazón.

El motivo de que acontezca semejante cosa es misterioso, como todo lo que se relaciona con la actividad del cerebro. Si el agua es hidrógeno y oxígeno amalgamados, y no sólo puestos uno al lado del otro, el efecto de la MDMA puede entenderse como una amalgama —y no una simple mezcla— de moléculas mescalínicas y metanfetamínicas. Al producirse esa síntesis cada lado pierde una parte de sí mismo, y contribuye con otra a la aparición de un tercer término. Por algún motivo, ese tercer término tiende a evocar disposiciones de amor y benevolencia. Incluso cuando lo que se experimenta es melancolía, añoranza o cualquier ánimo emparentado con tristeza, esos sentimientos afloran en formas tan cálidas y abiertas a inspección que producen el alivio de una sinceridad torrencial, libre de la suspicacia que habitualmente oponemos al desnudamiento de deseos y aspiraciones propias. Exultante o nostálgica, según los casos, una catarsis emocional es previsible.

Por supuesto, algo así derriba sin dificultades los obstáculos psicológicos y culturales a la comunicación entre individuos. Tomando en cuenta ese rasgo, algunos consideran que la MDMA y drogas afines son los primeros ejemplares de una nueva familia psicofarmacológica, cuyo nombre adecuado sería el de «entactógenos» o generadores de contacto intersubjetivo a niveles profundos. Un manifiesto, firmado por varios psicoterapeutas, afirma que esta sustancia:

> «Tiene el increíble poder de lograr que las personas confíen unas en otras, desterrar los celos y romper las barreras que separan al amante del amante, a los progenitores de los hijos, al terapeuta del paciente».

Entre los psiquiatras ligados a su empleo, un profesor de Harvard mantiene que «ayuda a la gente a ponerse en relación con sentimientos generalmente no disponibles», y otro de Cambridge que no conoce ninguna sustancia más útil para «curar el miedo». Desde luego, se trata del miedo a dejarnos comprender, a que otros penetren en los resortes de nuestra emotividad, y no del miedo a autoridades externas o peligros materiales. La MDMA no es un desinhibidor como los barbitúricos o el alcohol, que promueven temeridad y desafío, sino más bien algo que disuelve secretos y desconfianzas. Tiene en común con la ebriedad alcohólica una efusión cordial, muchas veces exteriorizada con gestos de afecto, pero se distingue de ella en la cualidad de esas manifestaciones, que son de tipo esencialmente sereno y no tumultuoso, concentradas en la intensa emoción que embriga entonces a los sujetos.

Por lo que respecta a conducta sexual, hay en torno a la MDMA una infundada reputación de afrodisíaco. Personas que sin usarlo tendrían o tienen buenas afinidades lograrán probablemente experiencias muy satisfactorias; tan satisfactorias, de hecho, que la simple voluptuosidad puede deslizarse hacia estados de enamoramiento, produciendo lo que irónicamente se llama «síndrome de matrimonio instantáneo». Pero esa profundización del contacto no se debe a que la potencia orgásmica reciba estímulos específicos o automáticos, sino al nivel del desnudamiento emocional que induce el fármaco. A mi juicio, la libido tiende más bien a desgenitalizarse, fluyendo hacia caricias e incluso a formas de contacto progresivamente telepáticas, compartiendo en silencio y quietud una fusión sentimental. De ahí que la tendencia a copular pueda verse potenciada o mantenida en personas que «se van», y reducida o excluida entre personas que podrían practicar la cópula en condiciones habituales de ánimo, pero no «se van» realmente.

El sondeo más amplio realizado hasta hoy —sobre una muestra superior a 300 individuos de ambos sexos— indica que la administración de MDMA produjo relaciones genitales en el 25 por 100 de los casos, un porcentaje sin duda alto o muy alto comparado con otras drogas, visionarias o no. Sin embargo, claros aumentos en el nivel de intimidad —prácticamente unánimes— no se corresponden para nada con aumentos en el nivel de «rendimiento»; al contrario, el número de orgasmos y hasta la capacidad copulativa experimentó una reducción notable. Estos resultados coinciden perfectamente con los datos que tengo de primera mano, pues para el varón es a veces imposible o muy difícil eyacular, y para ambos sexos resulta fácil distraerse.

He conocido un caso en el que la administración de MDMA provocaba invariablemente sensaciones de vértigo y vómito, cuando el fármaco empezaba a hacerse sentir emocionalmente. Sin embargo, eran síntomas que desaparecían enseguida, y el sujeto —una mujer— es quizá la persona más afecta a la droga de cuantas conozco; se la administra en fines de semana alternos, hace varios años, y que yo sepa no ha padecido efectos adversos hasta ahora.

Principales usos

Los usos de esta droga son, evidentemente, aquellos acordes con sus propiedades. Su potencial terapéutico parece enorme, pues buena parte de lo etiquetado como «trastornos funcionales» se relaciona con formas de petrificación y enajenación emocional, cuando no con dificultades para la comunicación. Frigidez, impotencia debida a razones psicológicas, incomprensión entre miembros de una familia, síndromes de aislamiento, rigidez caracterológica, desmotivación genérica y fenómenos análogos parecen experimentar mejoras espectaculares cuando son abordados con MDMA por un psiquiatra o psicólogo competente. Al menos, eso pretenden profesionales con muchos historiales cada uno, y lo que sugiere el tipo de experiencia inducido por el fármaco. Conozco también un caso de persona prácticamente alcoholizada que no bebía una gota mientras tuviera a su alcance MDMA, aunque me parece una droga insuficiente para producir el cambio que exige abandonar una adicción de ese calibre. No es descartable que fuese útil en terapia agónica, aunque las autoridades han prohibido incluso ese empleo.

Usos lúdicos o recreativos florecen hoy por todo el mundo, especialmente en Estados Unidos, Canadá, Inglaterra, España, Holanda, Alemania y Francia. Los potencia la relativa brevedad temporal del efecto, el hecho de que no se conozca aún un caso de mal «viaje» en sentido psicológico, y el evidente estímulo que para reuniones informales representa un potenciador del contacto tan intenso como la MDMA. Dosis razonables en estos casos parecen ser medias —entre 125 y 160 miligramos—, aunque la mitad quizá sea más razonable aún, sobre todo si la reunión quiere prolongarse con una toma ulterior, cuando están desvaneciéndose los efectos de la primera. Conviene tener presente que desde los 200 miligramos la MDMA tiende a producir cada vez menos su efecto característico, y cada vez más el de un estimulante anfetamínico, con rigidez muscular y nervios de un tipo u otro.

Las administraciones en solitario pueden tener otros horizontes. Uno es realizar bajo su influjo el trabajo habitual —si tiene perfiles creativos de algún tipo—, para obtener intuiciones sobre uno mismo al hacerlo, o variantes posibles de actitud, y a esos fines resultan idóneas dosis activas mínimas (50-75 miligramos). Otro es la exploración de espacios internos, que puede hacerse en algún paraje —elegido de antemano— o mejor aún en una habitación a oscuras y sin ruidos, solo; en este caso la dosis preferible es alta (180-220 miligramos).

Queda hablar sobre la sinergia o acción combinada de MDMA y otros fármacos. La droga produce sequedad de boca, y como sus efectos no resultan claramente afectados por el alcohol los usuarios suelen beber incluso más de lo habitual; esto es desaconsejable, porque el alcohol sí enturbia la experiencia (aunque no lo parezca entonces), y porque la suave fatiga del día siguiente se transforma en una seria resaca. Mucho más sentido tiene algo de alcohol cuando se han desvanecido sus efectos, como modo de contribuir a un tranquilo reposo.

Parece una insensatez —y no sé de nadie a quien se le haya ocurrido— mezclar MDMA con opiáceos, somníferos o estimulantes, incluyendo el café. Dosis considerables de anfetaminas o cocaína pueden convertir una posible experiencia emocional profunda en algunas horas de confusos nervios. Por lo que respecta a marihuana o haschisch, apenas se percibe su efecto mientras dura el de MDMA.

2. Derivados del cáñamo

A pesar de grupos como el famoso *Club des Haschischiens* parisino, y otros conventículos parecidos, en Occidente el consumo extra-farmacéutico fue muy poco habitual hasta estallar la contestación psiquedélica, a mediados de los años sesenta. A partir de entonces se extiende rápida y masivamente entre la juventud americana y europea. Una década más tarde los principales productores de marihuana son México, Colombia y algunas zonas del Caribe, especialmente Panamá y Jamaica, con pequeñas aportaciones de Tailandia y Laos. A partir de los años ochenta el primer productor mundial es Norteamérica, que mediante técnicas avanzadas de cultivo (en campo abierto y en interiores) ha llegado a desarrollar las mejores variedades del mundo; fuentes oficiales calculan que en 1988 la cosecha norteamericana de marihuana valió unos 33.000.000.000 de dólares, con beneficios muy superiores a los de toda la cosecha cerealera junta, entre otros motivos porque el fisco sólo pudo capturar un 16 por 100 de la misma. Y aunque en algunos estados la legislación resulta dura aún, en otros muchos la posesión —y hasta el cultivo en extensiones moderadas— ha dejado de perseguirse, por lo menos a nivel práctico. Los sondeos sugieren que puede haber allí unos quince millones de usuarios asiduos, y bastantes más de usuarios ocasionales o muy ocasionales.

Por lo que respecta al haschisch, los grandes productores clásicos son países asiáticos (Afganistán, Pakistán, Nepal, el antiguo Tíbet) y países pertenecientes al Mediterráneo musulmán (Turquía, Egipto, Líbano y Marruecos). De ellos sólo Afganistán, Pakistán y Marruecos siguen produciendo cientos o miles de toneladas anuales. Como las excelentes variedades asiáticas rara vez llegan a Europa —se desvían a Australia o Estados Unidos casi siempre—, Marruecos es hoy el gigante mundial que abastece a toda Europa. Resulta aventurado calcular cuántos europeos consumen regularmente haschisch, aunque no deben bajar de los diez millones, con al menos otros tantos usuarios ocasionales; esa formidable demanda supera la capacidad productora marroquí, y —unida a su posición de monopolio práctico— explica una creciente degradación en la calidad del producto exportado.

3. Marihuana

El cáñamo es un arbusto anual, que alcanza hasta los tres metros de altura. Puede crecer silvestre, aunque necesita agua abundante durante la estación seca, y sólo rinde bien con tierras abonadas o de gran riqueza natural. En el hemisferio norte se planta hacia finales del invierno, y no alcanza su madurez hasta principios del otoño. Los machos, difíciles de distinguir de las hembras antes de producirse la floración, tienen cantidades mínimas de principio psicoactivo —el tetrahidrocannabinol o THC—, y suelen arrancarse antes de expulsar el polen, para que las hembras produzcan la variedad más potente y de uso más cómodo, conocida como «sin semilla». En efecto, los cañamones no son psicoactivos salvo para pájaros (que los devoran con placer, y sin duda alguna se «colocan», como han probado diversos experimentos muy concienzudos). Las hojas de las hembras, que tienen bajas proporciones de THC, son lo que en Marruecos se denomina *grifa*, y una mezcla picada de hojas y flores, con algo de tabaco local, es el llamado *kif*. Sin embargo, la máxima concentración de THC se produce en las flores maduras sin germinar, cuando las cortas ramificaciones de las ramas han perdido todas las hojas y aparecen enfundadas totalmente por esas inflorescencias pilosas, cosa que rara vez acontece hasta octubre en nuestras latitudes, pues hacen falta algunas noches de fresco para consumar el ciclo.

Las plantas suelen arrancarse y secarse colgadas cabeza abajo, en lugares oscuros y ventilados, durante siete o diez días. A partir de entonces están listas para ser fumadas; la absorción por esa vía oscila del 50 al 70 por 100 del principio activo. La absorción oral es irregular y muy inferior; para potenciarla se hornea una mezcla de la planta con otros ingredientes, haciendo tortas, pasteles o cosa análoga. Las tortas o pasteles tardan mucho más en hacer efecto, aunque este sea mucho más prolongado —y algo distinto— también.

Posología

La psicoactividad de unas marihuanas y otras exhibe diferencias espectaculares. Cuando llevaba ya dos décadas fumando prácticamente a diario algo de cáñamo, en 1986 me regalaron una marihuana de Sinaloa (México) de tal potencia que al cabo de pocos días (en un acto de clara cobardía) acabé tirando el resto. Habría debido prepararme para unas pocas chupadas de cigarrillo como para una experiencia de peyote o LSD. Una y otra vez eso me parecía absurdo, pero una y otra vez me cogían desprevenido grandes excursiones psíquicas. La cosa resultaba todavía más extraña teniendo en cuenta que durante ese mismo viaje a México probé marihuanas consideradas —con toda justicia— excelentes, sin rozar siquiera los umbrales que aquella otra trasponía usando cantidades mínimas. Con todo, no se trata sólo de potencia sino de tonalidad, pues entre el producto tailandés y el guineano, por ejemplo, hay vacíos que no se igualan bebiendo blancos del Rin y olorosos de Jerez, sake del Japón y pisco del Perú. Esto resulta incómodo de explicar considerando que el THC es una molécula invariable, y las plantas se limitan a ofrecer distintas concentraciones de lo mismo.

La toxicidad de la marihuana fumada es despreciable. No se conoce ningún caso de persona que haya padecido intoxicación letal o siquiera aguda por vía inhalatoria, dato que cobra especial valor considerando el enorme número de usuarios cotidianos. Lo mismo puede decirse de la vía digestiva, donde hacen falta cantidades descomunales (varias onzas) para inducir estados de sopor profundo, que desaparecen durmiendo simplemente. A mediados del siglo XIX se llegaron a inyectar hasta 57 gramos de extracto líquido de cáñamo en la yugular de un perro que pesaba 12 kilos, buscando la dosis mortífera del fármaco; para sorpresa de los investigadores, el animal se recuperó tras estar inconsciente día y medio.

No obstante, conozco al menos tres casos de personas que reaccionaron a la combinación de marihuana y alcohol con lipotimia; al tener la cabeza a la altura del cuerpo se recobraron de inmediato, pero una de ellas podría haberse hecho daño al caer. No infrecuente en borracheras, la lipotimia es una brusca bajada de tensión, más explicable aún cuando la bebida se mezcla con cáñamo, porque esta droga aumenta el consumo de oxígeno en el cerebro, y el alcohol es un vasodilatador. Falto de la presión mínima para mantener sus constantes de vigilia, el desmayo lipotímico constituye una reacción automática, orientada a cambiar la posición erecta por otra sedente, donde acuda más sangre a la cabeza.

También conozco casos donde fumar indujo náuseas y vómitos al iniciarse los efectos psíquicos. Pero eran siempre hipocondrías o «somatizaciones», donde la anticipación de un posible descontrol mental producía esfuerzos por desembarazarse del agente químico, expulsándolo. Desde luego, vomitar resulta inútil a tal fin, porque el principio psicoactivo ha entrado a través del pulmón en la corriente sanguínea. Episodios de este tipo, caracterizados por anticipar una pérdida de límites, suelen superarse con simples explicaciones y una actitud amable de quienes acompañan al asustado; si no bastara con ello, cualquier sedante acabará con el pánico inconcreto.

Efectos secundarios mucho más habituales son sequedad de boca, buen apetito (especialmente orientado a alimentos dulces, que son oportunos por aumentar la glucosa disponible y mantener la oxigenación óptima), dilatación de los bronquios, leve somnolencia y moderada analgesia.

La duración de esta ebriedad es variable. Comienza a los pocos minutos de fumar, y alcanza su cenit como a la media hora, desvaneciéndose normalmente entre una y dos horas después. Sucesivas administraciones pueden mantenerla mucho más, aunque será cada vez menos clara y más parecida a un amodorramiento. Tras varias horas de fumar, lo normal es sentir sueño y dormir profundamente, rara vez con sueños. A mi juicio, esta falta de actividad onírica (no constante) proviene de que el cáñamo ha desarrollado ya antes al menos parte del potencial imaginativo.

Efectos subjetivos

Los efectos abarcan una gama muy amplia, e influye de modo capital en ellos el ambiente y la preparación del individuo. He visto personas llevadas a experiencias beatíficas, y otras empavorecidas hasta el extremo de jamás repetir. Como en casi todo lo demás de la vida, las primeras administraciones tienen una intensidad rara vez recobrable, y por eso mismo conviene cuidarlas más.

Cuando la marihuana es de calidad, son previsibles claros cambios en la esfera perceptiva. Se captan lados imprevistos en las imágenes percibidas, el oído —y especialmente la sensibilidad musical—

aumentan, las sensaciones corporales son más intensas, el paladar y el tacto dejan de ser rutinarios. De puertas adentro, esta suspensión de las coordenadas cotidianas hace aflorar pensamientos y emociones postergados o poco accesibles. Con variantes potentes y sujetos bien preparados, cabe incluso que se produzca una experiencia de éxtasis en el sentido antes expuesto, con una fase inicial de «vuelo» o recorrido fugaz por diversos paisajes y otra de «pequeña muerte». Naturalmente, este tipo de trance resulta tan buscado por quienes sienten inclinaciones místicas como abominado por quienes pretenden simplemente pasar el rato, y por sujetos con una autoconciencia cruel. A nivel personal, diría que el cáñamo me ha proporcionado un par de experiencias comparables en intensidad a las mayores obtenidas con drogas visionarias.

Parece haber una polaridad básica, o quizá mejor una alternancia, en el efecto subjetivo. Por una parte están las risas estentóreas, la potenciación del lado jovial y cómico de las cosas, la efusión sentimental inmediata, el gusto por desembarazarse *lúdicamente* de inhibiciones culturales y personales. Por otra, hay un elemento de aprensión y oscura zozobra, una tendencia a ir al fondo —rara vez risueño— de la realidad, que nos ofrece de modo nítido todo cuanto pudimos o debimos hacer y no hemos hecho, la dimensión de incumplimiento inherente a nuestras vidas.

A mi entender, esta combinación de jovialidad y gravedad caracteriza a todos los fármacos visionarios o psiquedélicos, y es quizá el factor determinante de que no sean vehículos *conformistas* en general, sino sustancias orientadas hacia «vivencias de inspiración», usando palabras de W. Benjamin. Como la inspiración no es algo que pueda ser comprado, o siquiera retenido, sin constantes desvelos, tener presente su existencia conlleva a la vez entusiasmo y depresividad, alegría y melancolía. Las drogas no visionarias se emplean precisamente para esquivar uno de los lados, y allí encuentran su límite.

En cuanto al sexo, la marihuana goza de prestigios no enteramente infundados. Sin ser un afrodisíaco genital, potencia y matiza las sensaciones en todas las fases del contacto erótico. Mirar y tocar pueden convertirse en experiencias nuevas, como el propio orgasmo. Por otra parte, lo fácil quizá parece demasiado fácil, y lo difícil insuperable, induciendo desánimo; pero en una civilización obsesionada por puros rendimientos, como la nuestra actual, este desánimo presenta virtudes no despreciables, que devuelven formas de espontaneidad y finura muchas veces dejadas de lado. Desde luego, es incomparablemente más sutil para el erotismo que desinhibidores como el alcohol, o que puros estimulantes. Resumiendo sus rasgos a este nivel, diría que hace a las personas más exigentes de lo común y que, por eso mismo, verifica una criba a la hora de buscar compañía; como compensación, proporciona a veces experiencias cualitativamente distintas.

Principales usos

Los usos de esta droga se siguen de sus efectos. En Oriente y África es considerada un medicamento muy versátil, empleado para un número casi inacabable de cosas (insomnio, disentería, lepra, caspa, males de ojo, enfermedades venéreas, jaquecas, tosferina, oftalmia y hasta tuberculosis). También se considera un tónico cerebral, antihistérico, antidepresivo, potenciador de deseos sexuales sinceros, fuente de coraje y longevidad.

Más interés que estas finalidades tiene, a mi entender, como fármaco recreativo y promotor de introspección. Desde mediados de los años sesenta, hasta finales de los setenta, tuvo un predicamento excepcional entre sectores juveniles y radicales de todo el mundo occidental, que en buena parte ha cesado. Drogas como la cocaína, combinada o no con altos consumos de alcohol, tranquilizantes y café, han logrado el favor de aquellos que hace dos décadas simbolizaban aspiraciones y preferencias consumiendo ritualmente *yerba*.

Pero con menos misticismo epidérmico, menos ceremonial y menos moda, consumir cáñamo sigue siendo uno de los ritos de pasaje para la juventud —como el alcohol y el tabaco—, y va arraigando también el cultivador que se autoabastece, amparado en variedades botánicas muy potentes y de pequeño tamaño, difíciles de detectar cuando están sobre el campo y de gran rendimiento cuando crecen bajo techo. El consumo ya no depende de querer asumir roles determinados (*beatnik, provo, hippie*), y por eso mismo parece maduro para la persistencia.

Como fármaco recreativo, la marihuana tiene pocos iguales. Su mínima toxicidad, el hecho de que basta interrumpir uno o dos días el consumo para borrar tolerancias, la baratura del producto en comparación con otras drogas y, fundamentalmente, el cuadro de efectos subjetivos probables en reuniones de pocas o muchas personas, son factores de peso a la hora de decidirse por ella. Promociona actitudes lúdicas, a la vez que formas de ahondar la comunicación, y todo ello dentro de disposiciones desinhibidoras especiales, donde no se produce ni el derrumbamiento de la autocrítica (al estilo de la borrachera etílica) ni la sobreexcitación derivada de estimulantes muy activos, con su inevitable tendencia a la rigidez. El inconveniente principal son los «malos rollos» —casi siempre de tipo paranoide— que pueden hacer presa en algún contertulio. Sin embargo, estos episodios quedan reducidos al mínimo entre usuarios avezados, y se desvanecen fácilmente cuando los demás prestan a esa persona el apoyo debido. Comparada con fármacos de duración inicial pareja, como la MDMA, una buena marihuana es menos densa emocionalmente, y menos abierta a torrentes de franqueza, aunque más dúctil a nivel de reacciones y pensamientos, así como incomparablemente menos tóxica.

Desde el punto de vista introspectivo —unido sobre todo a las administraciones en soledad—, el lado a mi juicio más interesante es lo que W. Benjamin llamó «un sentimiento sordo de sospecha y congoja», gracias al cual penetramos de lleno en zonas colmadas por lucidez depresiva. El entusiasmo inmediato, tan sano en sí, suele contener enormes dosis de insensatez y vanidad, que se dejan escudriñar bastante a fondo con ayuda de una buena marihuana. Por supuesto, muchas personas huyen de la depresividad como del mismo demonio, y considerarán disparatado buscar introspección en sustancias psicoactivas. Pero otros creen que convocar ocasionalmente la lucidez depresiva es mejor que acabar cayendo de improviso en una depresión propiamente dicha, cuando empieza a hacer aguas la frágil nave de nuestra capacidad y propia estima.

En otras palabras, un «mal rollo» ocasional con cáñamo podría ser tan útil, o más, que las habituales experiencias de amena jovialidad, mientras se disfrutan las leves alteraciones sensoriales con el ánimo de quien acude al cine o contempla el televisor. Aunque la marihuana puede aliviar el aburrimiento de la vida social, y hasta el aburrimiento de la persona, cabe también usarla como primera introducción o antecámara al trance de la «pequeña muerte» y sus resurrecciones.

a) Marihuana de interiores.

Esfuerzos coordinados de agrónomos, químicos y biólogos desembocaron en un sistema para rentabilizar al máximo la producción de cáñamo, suprimiendo al mismo tiempo los riesgos —tanto climáticos como policiales— del cultivador a cielo abierto. Apoyándose en riego gota a gota, dosificación medida de nutrientes, ingeniería genética y empleo de luz artificial, estos investigadores crearon plantas asombrosas, que maduran en la mitad de tiempo (o menos), y rinden en flores el doble o triple de peso.

El equipo idóneo para criarlas cuesta en Estados Unidos y Holanda unos 400 dólares para cada metro cuadrado de cultivo, y permite cosechar unas seis y nueve hembras cada dos o tres meses, dependiendo del régimen de luz elegido. Dicha marihuana se llama hidropónica, pues en vez de crecer sobre tierra o en macetas brota de un pequeño pie (hecho de basalto en polvo o «lana de piedra»), periódicamente humedecido por una disolución de minerales para cada fase (germinación, crecimiento, maduración) de la planta. Tanto el tanque de nutrientes como el interruptor lumínico son programables, de manera que el cultivador puede ausentarse durante semanas, aunque es más probable que visite todos los días esos prodigios de verdor y rápido desarrollo, asegurándose de que la mezcla tiene el pH adecuado y la lámpara está a la altura justa, e incluso instale una butaca en ese cuarto para leer o pensar.

Con equipos más o menos sofisticados, la cosecha de marihuana hidropónica ha llegado a ser descomunal en Estados Unidos, y muy considerable en Holanda. Abastece a millones de consumidores, y no sólo proporciona rentas a quienes cultivan sino a las grandes compañías —General Electric, Philips, Bayer, etc.— que fabrican el instrumental y los fertilizantes más adecuados. En dos décadas, Estados Unidos ha pasado de ser el mayor importador a ser el mayor productor del planeta; ese autoabastecimiento evita fugas de efectivo, alimentando una gran economía sumergida.

Poco tiene de extraño, pues los norteamericanos consumen hoy un producto incomparablemente más activo y sano que el haschisch europeo, y a precios comparables. La técnica hidropónica vale para el cultivador pequeño, el mediano y el grande (que se instala un generador para no mostrar niveles sospechosos de consumo eléctrico en su casa, y con tres habitaciones produce cientos de kilos al año, vendidos a diez dólares el gramo). Cosa parecida sucede en Holanda, donde la venta libre de marihuana y haschisch en cafeterías no sólo genera pingües ganancias fiscales sino una industria colateral muy ramificada, que cultiva, vende pipas y semillas a los consumidores, equipo a los productores e información a los interesados. Lo mismo sucede —con más tapujos— en Estados Unidos. Sólo sus dueños saben qué beneficios rinden los *seed-banks* o bancos de semillas americanos y holandeses, pero en ambos países una sola semilla —de las mejores variedades, desde luego— se vende en las tiendas de parafernalia a siete dólares —y cada planta inseminada produce miles.

Por lo que respecta a sus virtudes, la mejor marihuana cultivada en interiores puede alcanzar el 14 por 100 de THC, mientras la mejor marihuana tailandesa, africana o caribeña rara vez supera el 4 por 100. Eso significa que el efecto de tres caladas a un cigarrillo adquiere perfiles de suave viaje psiquedélico, y dura unas tres horas. Es indiscernible en muchos aspectos del efecto de cualquier planta crecida a la intemperie, pero el habitual aguzamiento de los sentidos se ve acompañado por más capacidad de relación con otros, cosa quizá explicable atendiendo a su superior potencia. Genera también un hambre canina, especialmente volcada hacia el dulce; el motivo de esto último es que el THC consume glucosa.

Instalación hidropónica elemental. Primera semana de crecimiento, con dos macetas de vermiculita (arcilla expandida) y seis peanas de *rockwool* (lana de roca). Sobre la silla programadores de luz y riego. En la pared del fondo, ventilador y caja de la lámpara (condensador y transformador). A la derecha las dos plumas digitales medidoras de sólidos disueltos y pH

4. Haschisch.

Cuando es lo que fue durante milenios, el haschisch constituye una pasta formada por las secreciones resinosas de THC que se almacenan en las flores de la marihuana hembra. Hay básicamente dos sistemas para obtenerlo, de los cuales el primero (usado hoy en Nepal, el antiguo Tíbet y Afganistán) desperdicia una gran cantidad de sustancia psicoactiva, a cambio de no introducir nada distinto de la resina misma, y el segundo (usado hoy en Líbano y Marruecos) aprovecha hasta partes poco o nada psicoactivas.

El procedimiento oriental implica que el recolector se cubra parte del cuerpo con cuero y pase por entre las plantas maduras, frotándose con ellas. Lo que queda adherido al cuero se raspa con espátulas; es tan gomoso que basta darle forma en el hueco de la mano durante unos momentos para que adquiera un color muy oscuro; cabe agotar algo más la pura resina apretando las ramas una por una, y rasparse cada cierto tiempo las yemas y la palma de la mano. El haschisch obtenido por este procedimiento es muy aromático, suave para la garganta y de una potencia inigualable.

El procedimiento mediterráneo se basa en sacudir plantas ya secas, recogiendo la resina y el polvo mediante varios filtros. El primero, que puede estar formado por alguna rejilla metálica fina, deja pasar fragmentos vegetales considerables y tiene debajo otro, normalmente de alguna tela no muy densa, que criba nuevamente la mezcla; si el procedimiento es impecable, bajo ese filtro habrá otro, de seda, por el que sólo logran pasar las partículas de resina pura. Este último producto, que se oscurece de inmediato en las partes expuestas al contacto con el aire, es una pasta gomosa llamada «00» y constituye un haschisch de extraordinaria calidad. Lo que ha quedado retenido en el segundo filtro se conoce como «primera», y lo que no atraviesa el primero se conoce como «segunda». Aquello que no se ha desprendido de las plantas en las sacudidas iniciales puede ser golpeado de nuevo, y lo que entonces se recoge en el segundo filtro —evidentemente, nada atraviesa el último— se conoce como «tercera». En Líbano se practica una técnica algo distinta, y el sistema marroquí ha dejado hace tiempo de ser el que era; a menudo los cedazos han quedado reducidos a uno solo, y el polvo se aplasta para que los cruce, en vez de dejar que opere la simple fuerza del peso.

Como consecuencia, la proporción de pura resina (rica en THC) es tan pequeña que no basta para aglutinar la masa, y deben hacerse uno o varios prensados. Hoy es habitual aumentar el peso añadiendo otra planta pulverizada (llamada allí *henna*), y para hacer imperceptible la cantidad de elementos ajenos a la resina el material se trata con ingredientes adicionales —como goma arábiga, clara de huevo, leche condensada, etc.— que le confieren color oscuro y cierta pegajosidad. De hecho, el mejor haschisch marroquí disponible actualmente suele ser la llamada «tercera», conocida también como «polen», que posee color marrón claro (inalterable al entrar en contacto con el aire, signo de proporciones mínimas de THC) y se desmigaja al calentarse.

Aparte del perfume, y no irritar garganta ni bronquios, un haschisch afgano elaborado a la antigua puede ser cuarenta o cincuenta veces más potente que el marroquí consumido hoy en Europa. Asestando el golpe de gracia a la calidad de su producto, los cultivadores de Ketama suelen secar sus plantas al sol, cuyos rayos convierten el ya muy escaso THC en CBD (cannabidiol), una sustancia que en vez de suscitar excursión psíquica promueve aturdimiento.

Posología

Teniendo en cuenta las enormes diferencias de concentración, es inútil hablar de toxicidad. En principio, el haschisch contiene proporciones mucho más altas de THC que la marihuana, y es por eso mismo mucho más tóxico. Sin embargo, el único caso que registra la literatura científica de envenenamiento se produjo a finales del siglo XIX en Francia, cuando un producto de inmejorable calidad fue ingerido por cierto médico en cantidades descomunales, superiores a los 30 gramos de una vez. Recordemos que Baudelaire, Gautier, Hugo, Delacroix y demás miembros del *Club des Haschischiens* comían lo que cabe en una cucharita de té, y que no era resina pura sino mezclada con mantequilla, miel y pequeñas cantidades de opio; en definitiva, la dosis no podía superar 2 o 3 gramos del llamado «00».

La toxicidad es bastante mayor comiendo el producto que fumándolo. De hecho, fumando es prácticamente imposible siquiera una intoxicación aguda (y mucho menos una intoxicación mortal), ya que las vías respiratorias no admiten más a partir de cierto punto, con violentos accesos de tos, y se producen a la vez estados de sopor. Por vía oral sí son posibles intoxicaciones graves, aunque dependen de la pureza del producto; si es de calidad impecable, el margen de seguridad resulta relativamente pequeño, pues medio o un gramo son dosis mínimas y a partir de diez pueden aparecer complicaciones orgánicas (así como colosales «viajes»); si es de calidad deleznable, el margen quizá sea mucho mayor, pero los adulterantes rara vez son inocuos y pueden causar daños imprevisibles. Por vía inhalatoria, en cambio, es sin duda mucho menos tóxico el haschisch puro que el adulterado; no se han hecho investigaciones sobre los efectos en bronquios y pulmones de alquitranes derivados de henna, goma arábiga, leche condensada o clara de huevo, aunque cabe sospechar que serán lamentables.

Una forma sencilla de detectar estos adulterantes es hacer uso de boquillas hoy generalizadas para reducir inhalación de nicotina y alquitranes del tabaco. Dependiendo de las variedades de tabaco —con o sin filtro, más o menos altos en nicotina y alquitrán—, estas boquillas se cargan de una pasta negruzca tras fumar entre seis y quince cigarrillos. Cuando al tabaco se añade haschisch, la saturación de la boquilla resulta más rápida, pero cuando el haschisch (sea cual fuere su calidad básica, del «00» a la «tercera») contiene goma arábiga y cosas análogas basta *una* chupada para atascar completamente el paso de la boquilla; eso sugiere hasta qué punto la mezcla puede ocluir alveolos respiratorios. Además, los miserables que realizan manipulaciones semejantes suelen añadir mínimas cantidades de buen haschisch, que perfuman gratamente la mezcla, y prensan con habilidad el producto para que parezca una variedad selecta. Su negocio podría prosperar algo menos si los compradores fuesen provistos siempre de boquillas nuevas, para determinar al instante qué tipo de mezcla están adquiriendo.

El fenómeno de tolerancia aparece a los tres o cuatro días de uso continuo, y desaparece con uno o dos de privación. Al igual que en cualquier otra droga psicoactiva, la insensibilización no sólo implica falta de ciertos efectos característicos de la ebriedad, sino una sensación de leve desasosiego, correspondiente a esperar algo que no llega. Como no hay nada parecido al síndrome abstinencial de los apaciguadores, ni al colapso psíquico de los excitantes, falta el alivio de postergar una catástrofe. Simplemente, aquello apenas funciona como ebriedad, y lo poco que funciona no concierne a su parte «divertida» (risas, cambios en vista, oído, tacto, olfato, gusto y sensación del propio cuerpo), sino a la parte «grave», que potencia una lucidez desengañada de juegos.

Efectos subjetivos

Comparado con la marihuana, el haschisch resulta más reflexivo. Lo jovial y lúdico no desaparece, pero ocurre a un nivel menos epidérmico. Si la calidad del producto es excelente, puede producir experiencias visionarias sólo sospechadas usando marihuana, sobre todo cuando es administrado por vía oral. Incluso a través de pipas, sin mezcla de tabaco, ofrece con bastante claridad tres momentos sucesivos: el inicial de risa y extraordinaria agudeza para lo cómico, el intermedio de modificaciones sensoriales y el final de iluminación, donde cada individuo alcanza el grado de claridad que por naturaleza —y situación particular— le corresponde.

Aunque su potencia introspectiva supera con mucho a la potencia de la marihuana, es frecuente que los sujetos atraviesen esas fases sin reparar en ello. Los derivados del cáñamo tienen como rasgo común exacerbar la personalidad del individuo en *todos* sus aspectos, y hace falta un esfuerzo de atención —por no decir un grado de desprendimiento personal— para aprovechar la oportunidad de mirarse desde fuera. Buscar el autoconocimiento es menos común que aprovechar pretextos para la desinhibición, y por eso algunos usuarios de haschisch y marihuana son arrastrados a escenificar disposiciones reprimidas. Baudelaire cuenta la anécdota de aquel magistrado inflexible que «comenzó a bailar un indecente can-can cuando el haschisch se apoderó de él», y he visto no pocos casos parejos, ligados siempre a formas hipócritas de virtud que, al derrumbarse, propician ridículos como los del mal vino.

Sin embargo, está fuera de duda que los derivados del cáñamo aumentan —en vez de reducir— la actividad cerebral, y está fuera de duda que reducen la agresividad. El gato no ataca al ratón si está sometido al influjo de haschisch, y cuando un ser humano —como ha acontecido— pretende que se le aplique una eximente penal por asesinar a otro bajo la influencia de esta droga está proponiendo a sus jueces una incongruencia. Como aclaró Baudelaire, «hay temperamentos cuya ruin personalidad estalla», pero no porque haya actuado sobre ellos algo que asfixia su discernimiento, sino porque al ser potenciado «emerge el monstruo interior y auténtico».

Naturalmente, los efectos del haschisch excelente y el haschisch degradado a aspecto de tal son muy distintos. Las variantes adulteradas no harán que jueces puritanos se lancen al *striptease*, aunque puedan propiciar bronquitis mucho antes. Aparte de la concentración de THC y sus isómeros activos, quizá la distinción básica deba establecerse entre uso ocasional y uso crónico. El ocasional asegura sorpresas en la experiencia, pues la falta de familiaridad levanta diques de contención montados por el hábito. El uso crónico no asegura tampoco experiencias controladas, ya que eso depende de topar o no con variedades potentes; pero a cambio de la familiaridad tiende a quedarse con la parte sombría o depresivamente lúcida del efecto.

Un tratado médico chino del siglo I, que pretende remontarse al legendario *Sheng Nung* (3.000 a.C.) asevera: «Tomado en exceso tiende a mostrar monstruos, y si se usa durante mucho tiempo puede comunicar con los espíritus y aligerar el cuerpo». Desde luego, la diferencia entre ver monstruos y comunicarse con los espíritus depende ante todo del usuario. Quien se busque a sí mismo allí tiene más oportunidades de topar con realidades que quien intente olvidarse de sí.

Principales usos

Aparte de sus empleos estrictamente terapéuticos —donde muchas veces no se requieren dosis psicoactivas—, el cáñamo en general y el haschisch en particular tienen usos recreativos y de autoconocimiento similares a los de la marihuana. La analogía, sin embargo, no debe pasar por alto que el haschisch es menos alegre. Si se fuma todos los días, empezando ya por la mañana, al modo en que algunos toman café y otras drogas, ni siquiera grandes cantidades producirán cosa distinta de un zumbido lejano, no necesariamente embrutecedor pero desprovisto de eficacia visionaria. Sumado al tabaco, contribuirá a la bronquitis.

Entre los que empezamos a fumar regularmente hace tres décadas, bastantes han reducido mucho las tomas, e incluso dejado de consumir por completo, alegando efectos depresivos. Esto es más usual todavía —si la experiencia no me engaña— entre personas del sexo femenino, aparentemente más interesadas por estimulantes abstractos o drogas de paz. Influye también muy notablemente la progresiva degradación del producto. Es un hecho que el empleo crónico, sobre todo antes de dormir, reduce o suprime sueños, y que saltar de la cama al día siguiente cuesta más.

Por lo que a mí respecta, tiendo a seguir fumando todos los días, aunque casi siempre después de cenar. Combinado con algunos vasos de cerveza, uno o dos cigarrillos hacen el efecto de un hipnótico suave, y suelo emplear el tiempo que media antes de sentir somnolencia en el repaso de trabajos, o en la lectura. La capacidad de esta droga para presentar aspectos inusuales de las cosas me sigue pareciendo útil a efectos de matiz expresivo y comprensión. Por supuesto, cuando el producto carece de calidad sencillamente no consumo. Aunque en ciertas épocas he fumado durante años enteros, empezando cada día con una pipa al despertar, siempre me ha sorprendido la falta de cualquier reacción parecida a la abstinencial. No puedo incluir entre los efectos de la abstinencia que falte la suave inducción al sueño, pues esa inducción deriva del propio haschisch, y lógicamente falta cuando falta su causa.

Para terminar, podrían decirse unas palabras sobre el llamado aceite, que se obtiene tratando haschisch en retortas con alcohol. La pureza de este producto depende de las veces en que es vuelto a refinar, y cuando alcanza su punto máximo el resultado es un líquido ambarino que contiene una concentración muy alta de THC; basta entonces una gota para inducir experiencias de notable intensidad. Sin embargo, lo normal es que el aceite sea una especie de alquitrán muy viscoso, que se mezcla con tabaco e induce efectos parecidos a pasteles o tortas hechos con haschisch de baja calidad, esto es, una ebriedad densa y prolongada aunque poco sutil, con el cuerpo pesado y la cabeza también. Sospecho que los pocos casos de envenenamiento agudo atribuidos a haschisch se debieron a distintos aceites, cuya toxicidad no es despreciable.

Tuve ocasión de comprobar su potencia hace más de década y media, cuando tres amigos ingerimos una cantidad excesiva (pensando que no lo era), y fuimos a visitar la pinacoteca vieja de Munich. Pasaron casi dos horas sin efecto, y de repente aquello empezó a impregnarnos. El aire se pobló de pequeños seres en suspensión, como si estuviéramos dentro de grandes peceras hasta entonces invisibles, surcadas por fogonazos de luz intermitente, mientras los retratos y paisajes no sólo emitían el calor humano de personas vivas sino música adecuada a sus tonos de color. Recordé inmediatamente los comentarios de Baudelaire y Gautier sobre transformación de formas en sonidos, mientras una progresiva inmovilidad iba haciendo presa de nuestros cuerpos; a mí, por ejemplo, me resultaba imposible sacar la mano de un bolsillo de la chaqueta, y comprobé que mis amigos se habían sentado en las distintas salas, perfectamente quieto cada uno frente a un cuadro. Conseguí llegar a una sala con varios Rubens (entre ellos *Cristo y María Magdalena*) y algún Durero, atónito ante los cambios perceptivos, cuando el tiempo sencillamente se detuvo y hube de tomar asiento también. Las pinturas dejaron de ser lienzos y se transformaron en ventanas a distintos paisajes, suavemente animados de movimiento, que comunicaban una enormidad de sentido. Pasar de uno a otro era recorrer universos completos en sí mismos, una inefable inmersión en épocas y climas espirituales pasados que de repente estaban allí, vivos en sus más mínimos detalles, ofrecidos como se ofrece el día a quien abre el balcón de su cuarto, con los sonidos, aromas y brisas del momento.

Inmóviles estábamos —con lágrimas de alegría ante tanta belleza—, cuando llegó la hora del cierre. Supongo que ver personas conmovidas estéticamente explicó la solicitud de los celadores, pues si no me equivoco tuvieron que ayudarnos a hacer buena parte del camino hacia la salida. Mientras bajábamos a cámara muy lenta la larga escalinata del museo, asidos como podíamos al pasamanos, me pareció ver un destello de ironía/comprensión en los porteros. Entramos con dificultad en el coche —conscientes de que ninguno sería capaz de conducir—, y allí pasamos todo el resto de la tarde y la noche, aguantando en silencio sucesivas visiones, hasta que amaneció. Aunque la experiencia fue en rasgos generales muy enriquecedora, creo que estuvimos al borde de un serio envenenamiento. Sin embargo, dormir diez horas nos repuso satisfactoriamente.

Por lo que respecta al THC en sí, fue un misterio hasta mediados de este siglo, pues los químicos buscaban como principio activo del cáñamo un alcaloide, y el tetrahidrocannabinol —falto de nitrógeno en su molécula— no lo es. Su síntesis resulta barata, pero faltan todavía estudios fiables sobre toxicología y efectos subjetivos. Los únicos realizados legalmente hasta ahora, patrocinados por el NIDA (Instituto Nacional para el Abuso de Drogas) norteamericano, carecen de objetividad; intentando probar que la marihuana resulta adictiva y productora de demencia, los investigadores usaron THC en dosis muy altas —equivalentes en algunos casos a cincuenta o cien cigarrillos de una sola vez—, con sujetos no preparados para la magnitud del efecto. Las consecuencias incluyeron episodios de pánico, e intoxicaciones de diversa consideración. Sin embargo, juzgar los efectos de la marihuana fumada por los efectos de THC administrado oralmente equivale a juzgar los efectos de un tinto riojano por los efectos del éter etílico. Como solamente esta investigación ha sido autorizada por ahora, seguimos sin progresar en la psicofarmacología del tetrahidrocannabinol. No he tenido ocasión de experimentar con la sustancia, y si alguna vez lo hiciera sería —desde luego— con el mismo respeto que empleo para la LSD y sus afines. Por otra parte, todos los indicios sugieren que posee una toxicidad bastante superior a la de sus análogos.

III. Sustancias de alta potencia

Como cumpliendo la leyenda de Aladino y su lámpara, hay ciertas plantas que invocan un *djinn* o genio capaz de transformar en grados asombrosos la realidad interna y externa, pero que no se dejan invocar vanamente, sin una clara resolución en quien frota la lámpara. Los pueblos que las han empleado y emplean se comportan ante ellas con el temor reverencial típico de los Misterios helenísticos y otros sacrificios de comunión en religiones paganas, suponiendo que están entrando en contacto con fuentes primigenias del sentido, y que si el individuo no se ha purificado antes (con ayunos y correctas guías) los dioses le harán sufrir espantosos castigos.

Desde el punto de vista químico, son sustancias tan parecidas a varios neurotransmisores que podrían producirse espontáneamente en el cerebro, como las encefalinas y endorfinas, y de modo muy especial en ciertos tipos de sistema nervioso. Parecen concentrar su acción en el hipotálamo, y suelen metabolizarse de modo rápido o muy rápido en comparación con otros psicofármacos. Estudios hechos con LSD radioactivo, para seguir su ruta por el organismo con un contador de centelleo, muestran que ha abandonado el cerebro mucho antes de iniciarse la modificación anímica.

Desde el punto de vista de la estructura molecular, los grandes fármacos visionarios se han dividido en dos familias principales. Una posee un anillo bencénico y tiene por prototipo la mescalina; otra posee un anillo indólico, y se subdivide en tres grupos básicos: *a)* las triptaminas (de las cuales el prototipo es la psilocibina); *b)* los derivados del ácido lisérgico; y *c)* las beta-carbolinas (de las que son prototipos la harmina o harmalina, presentes en plantas como el yagé americano y la ruda europea).

1. Mescalina.

Este alcaloide —trimetoxifeniletilamina— se encuentra en el peyote o botón de mescal y algunas otras cactáceas originalmente americanas, como el *trichocereus* o San Pedro, que hoy crece en todo el mundo. Condiciona tradicionalmente la cultura de varios pueblos (el cora, el tarahumara, el tepehuani y el huichol), que en algunos casos hacen cientos de kilómetros a pie, en una peregrinación anual, para proveerse de los botones usados por la tribu en «veladas» semanales. Entre otros curiosos rasgos, caracteriza a estos pueblos que *todos* los adultos conozcan y ejerzan las prácticas mágicas.

Posología

La mescalina, principio activo básico del peyote, carece de dosis mortal conocida. Nadie ha muerto a consecuencia de ingerir el cacto o administrarse el alcaloide. Por vía oral, la dosis activa mínima ronda los 100 miligramos, si bien sólo 500 o 600 miligramos producirán una experiencia visionaria muy intensa, que durará entre 6 y 10 horas. En botones de la planta, y dependiendo de su tamaño, las dosis varían de dos a treinta, si bien treinta equivalen a bastante más de 600 miligramos. La síntesis química es relativamente cara, pues un gramo (dos dosis altas) viene a costar dos dólares, que en el mercado lícito se elevan a 70, y en el ilícito a 200.

Las formas vegetales suelen tomarse tras secar el cacto, ya que sus principios no son volátiles. Sin embargo, sólo los muy experimentados evitan que la ebriedad se vea precedida por náuseas y vómito, dado el insufrible gusto, quizá acompañados por un pasajero dolor de cabeza. Incluso la mescalina pura afecta al centro cerebral del vómito, aunque muchas veces no produzca ese efecto. Dentro del sistema nervioso, el principal órgano afectado es el hipotálamo. Este alcaloide presenta la misma estructura química básica que la norepinefrina o noradrenalina; ambos derivan de la fenetilamina, pariente próximo de la fenilalanina, que es uno de los aminoácidos esenciales. A la norepinefrina se atribuyen funciones decisivas en el mantenimiento de la vigilia, el reposo nocturno con sueño, la regulación del humor y el mecanismo cerebral de gratificación.

El factor de tolerancia es prácticamente nulo si las tomas se espacian de modo considerable (un mes como mínimo), y prácticamente infinito si las tomas se repiten a diario o varias veces al día. En la estrecha franja intermedia —administraciones semanales, por ejemplo, como hacen los miembros de la iglesia peyotera— sí se produce una tolerancia leve, y tras años o décadas de administraciones periódicas separadas por períodos de siete o quince días la dosis puede doblarse o triplicarse.

Mínimas modificaciones en la molécula mescalínica producen compuestos mucho más potentes aún, y de duración algo más breve. Así, la escalina (que en la cuarta posición del anillo bencénico tiene un grupo etiloxi) posee cinco veces más actividad, y la proscalina (que allí tiene un grupo propiloxi) posee diez veces más actividad. Hay ya bastantes estudios hechos sobre otras sustancias de este tipo, pero su uso todavía no se ha difundido salvo en pequeños círculos californianos.

Efectos subjetivos

L. Lewin investigó el peyote en 1898 e hizo autoensayos con el fármaco. Poco después, el médico y psiquiatra W. Mitchell escribía un ensayo sobre sus propias experiencias con el botón de mescal, y Havelock Ellis confirmaba su criterio. Otro médico comentaba que «la razón resta intacta, y agradece a Dios el otorgamiento de visiones tan sublimes». Desde entonces, hasta las obras de A. Huxley y H. Michaux, queda claro que esta droga no representa nada semejante a un *lenitivo* para el sufrimiento o la apatía. Al contrario, es un estímulo para el espíritu humano, que —como aclaró W. James— fuerza a «no cerrar nuestras cuentas con la realidad».

Comparativamente hablando, quizá ningún fármaco de este grupo posee una capacidad tan deslumbrante para suscitar visiones, y en especial para producir las más fantásticas mezclas de forma y color. Por otra parte, el ánimo experimenta una profundización paralela a la puramente sensorial, y tras una primera fase —que suele ser de euforia ante las maravillas percibidas— sobreviene un período de serenidad mental y lasitud muscular, donde la atención se desvía de estímulos perceptivos para orientarse hacia la introspección y la meditación.

Desde luego, el «mal viaje» no está descartado. Aquello que un individuo puede experimentar como goce puede experimentarlo otro como espanto. El ambiente y la preparación son aspectos de gran importancia, aunque no decisivos; la personalidad autoritaria, la paranoica, la marcadamente depresiva u obsesiva, la pusilánime y la muy ambivalente tienden a asimilar mal todos o algunos momentos de la excursión. Dicho de otro modo, la capacidad básica de la mescalina —*catalizar* procesos sepultados, pero no ausentes del cerebro normal— será experimentada por unas personas como acercamiento a la verdad, y por otras como alejamiento o definitivo extravío.

Por lo mismo, saber de antemano si una experiencia podría resultar espiritualmente valiosa, o inútilmente arriesgada, no es en modo alguno sencillo. A mi juicio, ningún indicio mejor que el interés espontáneo del sujeto, cuando posee datos fiables sobre farmacología y reacciones. Con el ambiente y la preparación adecuada, me atrevería a decir que quien siente un interés espontáneo por la experiencia visionaria no saldrá decepcionado, aunque ya a las primeras de cambio atraviese un trance de pequeña muerte, con los inevitables terrores y desconciertos implicados en la secuencia extática. El «mal viaje» será tan sólo un viaje difícil, posiblemente más enriquecedor aún para quien persigue la excursión psíquica que una experiencia sin sobresaltos.

En todo caso, esos trances requieren casi invariablemente dosis altas o muy altas de mescalina. Al igual que acontece con LSD o psilocibina, los efectos pueden ser cortados en seco, o bien suavizados tan sólo, usando tranquilizantes mayores o menores respectivamente. 50 miligramos de clorpromacina (en específicos como *Largactil*, *Meleril*, *Eskazine*, etc.) interrumpirán la ebriedad; 20 miligramos de diazepam (*Valium*, etc.) recortarán sus aristas. Pero mucho más rápido y provechoso aún suele ser escuchar entonces a alguien experimentado. En bastantes ocasiones he visto accesos de pánico suprimidos de modo fulminante con dos palabras, un leve desplazamiento en el espacio o el mero consejo de mirar con atención cierto objeto, o escuchar cierto sonido.

Principales usos

Los usos sensatos pasan, pues, por no ser usos solitarios en las primeras administraciones. Llámense «guías», buenas compañías, o sencillamente amigos adecuados, una parte nuclear del ambiente y la preparación de una experiencia con visionarios muy activos reside en estar con gente *querida* y ya acostumbrada al viaje, sin perjuicio de que estén presentes otras personas faltas de costumbre en trances parejos. El número no alterará lo básico, pero sí puede ser decisivo que tengamos a mano alguien digno de confianza, tanto por sus cualidades personales como por conocimientos específicos en este terreno.

También será conveniente tomar otras medidas internas y externas. Entre las externas incluiría el ayuno, así como una cuidadosa elección de lugar y hora. La inmensa mayoría de las iniciaciones —desde los Misterios clásicos a las ceremonias actuales de distintos pueblos americanos, asiáticos, africanos y polinesios— acontecen de noche, para potenciar las visiones con oscuridad y silencio, y también para evitar que un exceso de luz y ruido distraiga o moleste al sujeto; la pupila se hace tan sensible a estímulos que la simple claridad de un mediodía puede equivaler a la cegadora visión del globo solar. Dada la duración del trance, dependerá de gustos iniciarlo al final de la tarde (para contemplar inicialmente el crepúsculo) o bien con la noche avanzada (para contemplar finalmente el amanecer). Ambos momentos son grandiosos, si bien la disposición subjetiva tiende a ser bastante distinta al comienzo de la excursión anímica (cuando son más intensas las modificaciones perceptivas) y al final (cuando predomina una disposición más introspectiva o teórica).

Para la elección de lugar recomendaría no decidir a la ligera, y tomar en cuenta varios factores; el grado de familiaridad y apego hacia ciertos parajes, la versatilidad del sitio (en el sentido de permitir espacios cerrados y abiertos, solitarios y concurridos, dependiendo de lo que vaya apeteciendo), y en cualquier caso la certeza de poder estar tranquilos, sin intromisiones de extraños. En cuanto al ayuno —que potencia los efectos y reduce al mínimo episodios de náuseas y vómitos—, acostumbro a hacer la última comida la noche previa; durante el día de la administración evito café, té o equivalentes, y si siento algo de apetito recurro a un zumo de fruta o de verduras. Cuando está ya declinando el viaje, hacia las siete u ocho horas de su comienzo, ningún sistema de aterrizar supera a una mesa llena de manjares, generosamente regada por vinos y licores. Es el pórtico natural para un sueño prolongado que restaure las fuerzas.

En cuanto a medidas internas, entiendo que ayuda a profundizar la experiencia ir anticipándola días antes; ese «darle vueltas» no sólo defiende de imprevistos evitables, sino que fortalece y matiza la intención. Con todo, he visto a sujetos demasiado preocupados por este aspecto, lo cual delata un propósito de trazar fronteras y lindes que acaba siendo grotesco cuando se trata de recorrer inmensidades en potencia. Ante este tipo de obsesivo —finalmente aterrorizado por la pérdida de límites— lo mejor es improvisar el viaje, allí donde no resulte temerario, o bien sugerirle (por su propio bien) que evite entrar en cosa parecida. Quien realmente no desee saltar al vacío debería abstenerse de usar psiquedélicos poderosos.

Aunque la mescalina sea quizá el fármaco más espectacular en cuanto a visiones, no sé de nadie que haya querido matarse o atacar a otros bajo su influjo, o siquiera que haya sufrido trastornos psicológicos prolongados más de unas horas. Esta circunstancia puede deberse a que nunca ha tenido una difusión tan masiva e indiscriminada como la LSD, y quizá también a una peculiar dulzura de su acción en dosis leves y medias (100 a 300 miligramos). Sin embargo, puede producir episodios psicóticos tan intensos como cualquier otro fármaco análogo, en caso de ser administrada a personas no idóneas por una u otra razón. La preparación y el ambiente son aspectos a tomar en serio, pero aquello que finalmente decidirá es la constitución anímica del sujeto; si falta un espíritu de aventura y auto-descubrimiento hay altas probabilidades de que la experiencia resulte trivial, o inútilmente agotadora.

2. LSD

Si no hay ahora en el mercado negro grandes partidas de producto barato y muy puro es por razones extrafinancieras, ligadas finalmente al cambio de valores y actitudes que se produce desde mediados de los años setenta. Con todo, algunos sondeos indican que los sustitutos actuales —la psiquedelia de diseño y cultivos domésticos de hongos psilocibios— no han borrado el recuerdo de la LSD; al contrario, vuelve a haber interés en la calle, y psicoterapeutas de todo el mundo reclaman con insistencia creciente que se levanten las restricciones a su empleo médico y científico. Por otra parte, los pequeños círculos donde ha seguido consumiéndose LSD aprendieron la lección de los años sesenta, y lo hacen actualmente con cautela. Hoy es raro encontrar en el mercado negro la sustancia en unidades que contengan más de 50 gammas, y hace veinte años la cantidad media rondaba las 200.

Pero si en el futuro se produjera un fenómeno remotamente parecido al de los años sesenta, la extraordinaria baratura de esta droga —sumada a sus específicas propiedades (en el espacio ocupado por un décimo de gramo caben mil dosis)— pondrían en grave aprieto a la policía de estupefacientes.

Posología

Las propiedades farmacológicas de la LSD lindan con lo pasmoso. Una mota apenas visible produce lo que el psiquiatra W. A. Stoll definió como «experiencia de inimaginable intensidad». La dosis activa mínima en humanos es inferior a 0,001 miligramos por kilo de peso. La dosis letal no se ha alcanzado. Sabemos, sin embargo, que el margen de seguridad alcanza por lo menos valores de 1 a 650, y que probablemente se extiende bastante más allá, cosa sin remoto paralelo en todo el campo psicofarmacológico. El factor de tolerancia no existe, pues quien pretenda mantener sus efectos con dosis sucesivas se hace totalmente insensible en una decena de días, incluso usando cantidades gigantescas. La metabolización acontece también en un tiempo récord (dos horas), comparada con la de cualquier otro compuesto psicoactivo; las constantes vitales no se ven prácticamente afectadas.

Para una persona que pese entre 50 y 70 kilos, una dosis de 0,02 miligramos (20 gammas o millonésimas de gramo) produce ya una notable estimulación y claridad de ideas, aunque no modificaciones sensoriales. La dosis estándar es de 0,10 miligramos (100 gammas), y prolonga su acción entre 6 y 8 horas, desplegando ya algunos efectos visionarios. A partir de 0,30 miligramos (300 gammas) comienzan las dosis altas, que pueden prolongar su acción 10 o 12 horas.

Si la mescalina guarda un estrecho parentesco con el neurotransmisor norepinefrina (noradrenalina), la LSD presenta analogías estructurales con el neurotransmisor serotonina, al que se atribuyen regulación de la temperatura, percepción sensorial e iniciación del reposo nocturno.

A finales de los años sesenta aparecieron informaciones muy publicitadas sobre efectos teratogénicos (creadores de anomalías congénitas) y hasta cancerígenos de la droga. En tono menor, se dijo también que producía «alteraciones» cromosómicas, de alcance indeterminado. Pero el *National Institute of Mental Health* americano realizó 68 estudios separados, desde 1969 a 1971, de los que se dedujo que la aspirina, los tranquilizantes menores, el catarro común y en especial el alcohol producen claras alteraciones cromosómicas. La polémica quedó zanjada poco después, cuando la revista *Science* declaró que «la LSD pura en dosis moderadas no lesiona cromosomas, no produce lesión genética detectable y no es teratógena o carcinógena para el ser humano». La contundencia de la declaración no era ajena a descubrirse que las informaciones distribuidas a la prensa sobre teratogenia de la LSD provenían originalmente de un grupo de *alcohólicos*, sometidos a tratamiento de deshabituación con ella. Como era de esperar, el desmentido de la comunidad científica recibió incomparablemente menos publicidad que el infundio previo.

Efectos subjetivos

Los efectos subjetivos se parecen a los de la mescalina, si bien son todavía más puros o desprovistos de contacto con una «intoxicación» en general. No se siente nada corpóreo que acompañe a la ebriedad, al contrario de lo que acontece —en distintos grados— con cualquier otra droga. El pensamiento y los sentidos se potencian hasta lo inimaginable, pero no hay cosa semejante a picores, sequedad de boca, dificultades para coordinar el movimiento, rigidez muscular, lasitud física, excitación, somnolencia, etc. Frontera entre lo material y lo mental, el salto cuántico en cantidades activas representado por la LSD implica que comienza y termina con el espíritu; como sugirió el poeta H. Michaux, el riesgo es desperdiciar el alma, y la esperanza ensanchar sus confines.

Aunque no lleguen a ser cualitativas, hay considerables diferencias entre dosis medias y altas, superiores a las existentes entre dosis altas y muy altas. La excursión psíquica, que en dosis leves y medias es contemplada a cierta distancia, se convierte en algo envolvente y mucho más denso con cantidades superiores. Las visiones siguen siendo tales —y no alucinaciones—, ya que se conserva la memoria de estar bajo un estado inusual de conciencia, y la capacidad de recuerdo ulterior. Sin embargo, ahora arrastran a compromisos inaplazables ante uno mismo y los demás. Convencimientos y percepciones beatíficas alternan con un desnudamiento de los temores más arraigados, dentro de un trance que del principio al fin desarma por su esencial *veracidad*. Balsámica o inquietante, la luz está ahí para quedarse, iluminando lo que siempre quisimos ver —sin conseguirlo del todo— y también lo que siempre quisimos no ver, lo pasado por alto.

Esto no quiere decir que las experiencias carezcan de un tono general más glorioso o más tenebroso, sino tan sólo que esas dimensiones nunca resultan disociables por completo. A mi juicio, las experiencias más fructíferas son aquellas donde se recorre la secuencia extática entera, tal como aparece en descripciones antiguas y modernas. Por este trance entiendo una primera fase de «vuelo» (*subida* es el término secularizado), que recorre paisajes asombrosos sin parar largamente en ninguno —viéndose el sujeto desde fuera y desde dentro a la vez—, seguida de una segunda fase que es en esencia lo descrito como pequeña muerte, donde el sujeto empieza temiendo volverse loco para acabar reconociendo después el temor a la propia finitud, que una vez asumido se convierte en sentimiento de profunda liberación. Es algo parecido a cambiar la piel entera, que algunos llaman hoy acceso a esferas transpersonales del ánimo.

Bajo diversas formas, he atravesado esa secuencia en cuatro o cinco ocasiones. La primera vez, hace más de dos décadas, sobrevino tras la necedad de tomar LSD para soportar mejor una velada con gente aburrida, y la última —hace pocos años— se produjo con una dosis alta del fármaco, quizá algo superior a las 1.000 gammas. La inicial selló el tránsito de juventud a primera madurez, y la última marcó una aceptación del otoño vital. En realidad, fueron trances tan duros que no percibí entonces su aspecto positivo o liberador; sólo en experiencias ulteriores, de maravillosa plenitud, comprendí que con el recorrido por lo temible había pagado de alguna manera mis deudas, al menos en medida bastante como para acceder sin hipoteca a estados de *altura*.

Si tuviera que matizar la diferencia entre LSD y otros visionarios de gran potencia, diría que ninguno es más radiante, más nítido y directo en el acceso a profundidades del sentido. Eso mismo le presta una cualidad implacable o despiadada, que no se aviene al fraude y ni tan siquiera a formas suaves de hipocresía, apto tan sólo para quienes buscan lo verdadero a cualquier precio. Y diría también que para ellos guarda satisfacciones inefables. La amistad, el amor carnal, la reflexión, el contacto con la naturaleza, la creatividad del espíritu, pueden abrirse en universos apenas presentidos, infinitos por sí mismos. Como dijo Plutarco, tras iniciarse en los Misterios de Eleusis: «Uno es recibido en regiones y praderas puras, con las voces, las danzas, la majestad de las formas y los sonidos sagrados».

Principales usos

A fin de decidir sobre usos sensatos e insensatos, lo primero es tener presente que «las formas y los sonidos sagrados» —según el mismo Plutarco— vienen luego (o antes) del «estremecimiento y el espanto». Si la LSD consistiera solamente en tener delante de los ojos bonitos juegos calidoscópicos, viendo cómo los colores se convierten en sonidos y viceversa, gozaría sin duda de gran aceptación como pasatiempo físicamente inocuo. Pero los cambios sensoriales se ven acompañados de una profundización descomunal en el ánimo, que empieza borrando del mapa cualquier servidumbre con respecto a pasatiempos. Se trata, pues, de televisores que no requieren aparato, y de grandiosos cuadros que no requieren luz para ser contemplados; pero no de visiones que se muevan oprimiendo el botón de canales, o que no comprometan radicalmente en un viaje de autodescubrimiento.

Llamativo resulta que ese viaje de autodescubrimiento lleve pronto o tarde a la crisis del *yo* inmediato, haciendo que el sí mismo se amplíe a regiones antes desocupadas, y abandone otras consideradas como patria original. Precisamente esta capacidad de reorganización interna determinó los principales usos médicos de la LSD mientras fue legal. Herramienta privilegiada para acceder a material reprimido u olvidado, la sustancia se usó con «éxito» —según psiquiatras y psicólogos— en unos 35.000 historiales de personas con distintos trastornos de personalidad, sin que los casos de empeoramiento o tentativa de suicidio superasen los márgenes medios observados con cualquier otra psicoterapia. También se observaron sorprendentes efectos en el tratamiento de agonizantes, pues el 75 por 100 de los enfermos terminales a quienes se administró pidió repetir, y el personal hospitalario pudo detectar grandes mejoras en cuanto a llanto, gritos y horas de sueño se refiere; de hecho, resultó mucho más eficaz para aliviar sus últimos días que varios narcóticos sintéticos usados como término de comparación.

La experiencia médica, y la psicoterapéutica en particular, pusieron en claro lo previsible: que el tratamiento con LSD no rendía buenos resultados para el conjunto de personas llamadas «psicóticas», y que sólo parte de los «neuróticos» respondía adecuadamente. También se observó que una proporción abrumadoramente alta de los «sanos» (casi el 90 por 100) respondía de modo positivo y hasta entusiasta a sesiones bien preparadas.

A mi juicio, no hay duda alguna de que la LSD tiene un potencial introspectivo quizá inigualable, y que posee usos estrictamente médicos de gran interés. Como penúltima cuestión resta saber hasta qué punto es también una droga para festejar, en reuniones que excedan el marco de grupos muy restringidos. Actos de este tipo tuvieron su culminación en Woodstock, cuando medio millón de personas convivieron en un mínimo espacio durante tres días, sin provocar ningún acto de violencia. Aquello tuvo bastante de milagro, como los masivos festivales psiquedélicos previos, y durante esos años asistí a varias celebraciones —mucho más modestas pero multitudinarias también— donde el fármaco no produjo el menor brote de agresividad suicida o dirigida hacia otros, sino más bien todo lo contrario, con torrentes de afecto y comprensión. A pesar de ello, hoy sería más cauteloso, y (cuando menos en mi territorio) no aceptaría tampoco una dosis de LSD venida de alguien que no fuese de mi entera confianza —y que no la hubiese probado antes.

La última cuestión es determinar si este fármaco puede enloquecer al que no era previamente «loco». No he conocido ningún caso semejante, y creo haber tenido experiencias con un número próximo al millar de personas. He visto mucho sufrir, y mucho andar perdido, empezando por mí mismo, pero no a alguien que perdiese el juicio duraderamente; más bien he visto a personas bendiciendo el momento en que les hizo decidirse a entrar en la experiencia visionaria, entregadas con toda su alma al amor y la belleza de lo real.

Para ser exactos, la experiencia más aterradora de cuantas recuerdo tuvo por sujeto a un joven psiquiatra, que llegó a la casa de campo donde celebrábamos una tranquila sesión, y al enterarse de ello se lanzó a un largo discurso sobre psicosis permanentes y lesiones genéticas. Alguien tuvo la ocurrencia de preparar té y —una vez bebido— sugerir a aquel hombre que contenía LSD. Eso bastó para lanzarle a un violento ataque hipocondríaco, donde pasó de la amenaza de infarto a la parálisis muscular, y de esta a una crisis de hígado, con agudos dolores que iban cambiando de localización. Conscientes de que no había LSD en el té —y literalmente paralizados por las carcajadas—, no nos dimos cuenta de la gravedad del caso hasta que vimos al sujeto precipitarse con camiseta y calzón corto por un denso campo de chumberas, mientras gritaba que pediría ayuda a la Guardia Civil. Cuando ya estaba hecho un acerico, logramos que nos permitiera llevarle en coche a su hotel, y le juramos por nuestras vidas que *su* cuerpo estaba libre de toda intoxicación. Sin embargo, visitó efectivamente el cuartelillo de la Benemérita algo después (para desdicha nuestra), y durmió esa noche en la unidad de urgencias de un hospital, curándose el supuesto envenenamiento con buenas dosis de neurolépticos. Esto sucedió en 1971, y tengo entendido que actualmente es considerado una eminencia en toxicología.

Al revés de lo que sucede con casi cualquier droga, la dosis leve de LSD no es más segura o recomendable que la media, e incluso que la alta. Dosis leves seguirán prolongando su efecto durante seis o siete horas, y sugiriendo una excursión psíquica profunda, pero ponen al viajero en la tesitura de quien debe auparse para mirar al otro lado de un muro, en vez de sentarle sobre el muro mismo, con todo el horizonte a su disposición. Tener que auparse suscita a veces desasosiego, así como una vacilación entre lo rutinario y lo extraordinario, pensando que el viaje ha concluido antes de tiempo, o no va a acontecer. Estos inconvenientes no los padece quien va sobrado de dosis, porque el caudal de sensaciones y emociones le sugiere digerir por dentro sus descubrimientos. Si dosis leves producen una estimulación psiquedélica, dosis medias y altas convierten ese *estoy-no estoy* en una realidad psiquedélica, que tiene sus propios antídotos para las dudas.

Me parece un buen ejemplo de infradosis con LSD el de una mujer joven y grande, que tomó 100 gammas en una playa, para pasar allí la noche con un grupo de amigos. Inquieta, en parte por la persistencia de lo habitual, horas después decidió volver a su casa, sola, y puso en marcha una cadena de peligrosos disparates. Condujo 20 retorcidos kilómetros, asaltada de cuando en cuando por distorsiones perceptivas, comprendió que seguía viajando, fue a una discoteca —donde se sintió aún más sola— y tras varias peripecias (entre ellas una violación frustrada) acabó saludando la salida del sol con lágrimas de arrepentimiento. Empleando una dosis de 200 gammas no habría pensado siquiera en coger el coche.

3. Ergina

A diferencia de su dietilamida, la amida del ácido lisérgico o ergina es el principio activo de muchas trepadoras, que entre nosotros se conocen como campanillas, campánulas y otros nombres, pertenecientes a las especies *Ipomoea violacea* y *Turbina corymbosa*. Hoy este tipo de plantas crece salvaje en zonas templadas de todo el planeta, animando el paisaje con su bello colorido, aunque sólo las semillas de algunas poseen una concentración alta del alcaloide.

Más curioso aún es saber que la amida del ácido lisérgico se encuentra también en el hongo llamado cornezuelo o ergot, y puede obtenerse con un procedimiento extremadamente sencillo, que es pasar las gavillas de cereal parasitado por agua; los alcaloides venenosos del cornezuelo no son hidrosolubles y quedan adheridos a él, mientras otros (entre ellos la ergina) se disuelven en el agua. Este dato, sumado al hecho de que el cornezuelo de ciertas zonas mediterráneas (sobre todo las griegas) tiene una proporción inusitadamente alta de los principios visionarios —y casi nula de los más tóxicos—, sugiere que podrían haber intervenido en las iniciaciones de distintos Misterios paganos, y especialmente de los celebrados en Eleusis. Alrededor de esa zona, todavía hoy, el ergot no sólo parasita cereales cultivados sino trigo salvaje; cizaña y otras variedades de pasto.

Está fuera de toda duda, desde luego, que la ergina (obtenida partiendo de *Ipomoeas* y *Turbinas*) fue una droga medicinal y sacramental en la América precolombina, conocida todavía hoy con el nombre de ololiuhqui. Esta «comunión con el diablo» —según los clérigos españoles— la siguen realizando actualmente en Oaxaca chamanes y chamanas zapotecas, mazatecas y de otras tribus.

Posología

La amida y la dietilamida del ácido lisérgico se distinguen tan sólo en que dos átomos de hidrógeno han sido reemplazados por dos grupos etilo. Sin embargo, esto basta para hacer que la ergina sea mucho menos activa, y tenga efectos subjetivos bastante distintos. A. Hofmann fue el descubridor de esta sustancia, así como de su síntesis química. El coste de producción en laboratorio es también unas cien veces superior al de la LSD.

Para personas entre 50 y 70 kilos de peso, la dosis activa mínima es de unos 0,5 miligramos. La dosis media, ya con efectos visionarios, ronda los 2 miligramos. 4 o 5 miligramos son dosis altas. No se conoce la letal, ni ningún caso de intoxicación aguda. Los zapotecas utilizan unas treinta semillas, maceradas en agua o en alguna bebida alcohólica, aunque debe tomarse en cuenta que sus variedades suelen poseer más actividad que las de otras zonas. Dosis leves producen efectos durante unas tres horas, y dosis altas hasta ocho o diez. Las semillas de *Turbina corymbosa*, redondas y de color café, se conocen como «hembras» y son usadas por las mujeres, mientras las semillas de *Ipomoea violacea*, angulosas y negras, se conocen como «machos» y son usadas por los hombres. Los zapotecas mantienen —con razón— que las negras son más potentes, y las toman en grupos de siete o múltiplos de esa cifra (14, 21, 28, 35, etc.); las semillas de color café se administran a veces atendiendo al número trece, que es el del espíritu protector.

Efectos subjetivos

El efecto de la ergina es muy curioso. Ya los primeros botánicos españoles observaron que —a diferencia del peyote y los hongos visionarios— el ololiuhqui lo toma el individuo a solas con su curandero, «en un lugar solitario, donde no pueda escuchar tan siquiera el canto de un gallo». Lo mismo sigue sucediendo hoy en Oaxaca, y el carácter solitario del trance no se aviene con la suposición de que este fármaco fuese un ingrediente de los banquetes místicos grecorromanos.

Sin embargo, el desarrollo de la experiencia subjetiva sí se aviene con los testimonios de algunos iniciados a esos Misterios. En dosis altas, de 4 miligramos o más (60 a 100 semillas de *Ipomoea violacea*) hay una fase inicial de apatía y vacío psíquico, con sensibilidad incrementada para estímulos visuales, y sólo varias horas después un período de serenidad y bienestar, que puede prolongarse varias horas más. La dura fase inicial —acompañada por algunas molestias de estómago y vértigos— contiene elementos de angustia que potencian el carácter liberador de la segunda, pues no sólo posee virtudes psiquedélicas o visionarias sino un intenso poder sedante, desconocido en otros fármacos de su especie. Teniendo en cuenta que la constante de los testimonios clásicos es —en palabras de Apuleyo— empezar «rozando los confines de la muerte» para «acabar adorando a los dioses desde muy cerca», la ergina podría colaborar eficazmente en la producción de trances análogos.

Principales usos

Desprovista de los rasgos luminosos que caracterizan a su primo hermano, la LSD, esta droga es usada hoy por los zapotecas para finalidades terapéuticas interesantes. La más destacable es el diagnóstico-tratamiento de enfermedades, una operación donde colaboran estrechamente el curandero y su paciente. Este se administra el fármaco, concentrado en llegar a la fuente de su propia salud, y a través de las declaraciones que hace el chamán va «adivinando» los medios para lograr una recuperación, o para aceptar el carácter incurable del mal.

Cuando comenzaron las dificultades para obtener LSD pura y barata, importantes sectores de la juventud norteamericana decidieron sustituirla por semillas de *Ipomoea violacea*, dada su ubicuidad en todo el mundo. Pero comprobaron pronto que la sustitución equivalía —saltando de esfera psicofarmacológica— a buscar los efectos del opio en barbitúricos, o los del champán en la cerveza. A mi juicio, la experiencia con ergina puede tener el interés de conocer su peculiar naturaleza, mediante una o dos tomas en las que se observen las precauciones (sobre todo el ayuno) ya expuestas para cualquier otra sustancia visionaria potente. Otra cosa son las administraciones con fines de autodiagnóstico (en dosis leves o medias), pues en este terreno podría resultar especialmente útil.

4. Hongos psilocibios y sus alcaloides

Diseminados por América, Europa y Asia, hay unos setenta hongos que contienen proporciones variables (a veces estacionales) de psilocibina y psilocina. En América, abundantes datos arqueológicos apoyan su empleo como fármaco sacramental y terapéutico desde hace unos tres milenios, bajo denominaciones entre las que destaca el nombre mexicano *teonanácatl* («hongo prodigioso»).

Son variedades que crecen sobre estiércol de vacuno o junto a él, en los claros de encinares y en prados húmedos, junto a los caminos. Prefieren terrenos altos, suelos con roca caliza y son prácticamente cosmopolitas, aunque las de Oaxaca (México) tienen justa fama de potencia. En la Sierra de Guadarrama, por ejemplo, proliferan varias especies de *Panaeolus* y el *Psilocybe callosa*, que no siempre son psicoactivos. Por término medio, la proporción de psilocina y psilocibina contenida en estos pequeños hongos es de un 0,03 por 100 estando frescos, y un 0,3 por 100 en el material seco. Una vez más, fue A. Hofmann quien descubrió estos alcaloides y el modo de sintetizarlos químicamente.

Se ha generalizado actualmente en Norteamérica el cultivo doméstico de *P. cubensis* y otras muchas especies con resultados extraordinarios en cuanto a rendimiento y calidad. Es el mismo fenómeno de autoabastecimiento que se observa a propósito de la marihuana, y parece cubrir sobradamente la demanda interna. Materia prima y técnicas de cultivo comienzan a exportarse hacia Europa.

Posología

Las mínimas dosis activas de psilocibina y de psilocina rondan los 2 miligramos. Desde 10 a 20 miligramos se extienden las dosis medias, y a partir de 30 miligramos comienzan las altas. No se conoce cantidad letal para humanos, ya que nadie se ha acercado siquiera a una intoxicación aguda por ingerir estas sustancias en forma vegetal o química.

Calculando la proporción de principios psicoactivos en hongos secos y verdes, alcanzar dosis medias requerirá unos cinco o cincuenta gramos respectivamente; el mejor sistema para secarlos es una corriente de aire cálido (no superior a los 50 grados), almacenando luego ejemplares dentro de bolsas cerradas que se guardan en el congelador. Los chamanes de Oaxaca emplean como cantidad inicial seis pares de hongos.

La psilocibina y la psilocina tienen estrecho parentesco con la serotonina, el neurotransmisor más afín a la LSD. De hecho, la psilocibina se activa biológicamente convirtiéndose en psilocina por pérdida del radical fosfórico. Aunque tenga cien veces menos potencia que la LSD por unidad de peso, los efectos orgánicos de la psilocibina pueden considerarse virtualmente despreciables en dosis no descomunales. Se trata de una sustancia poco tóxica, que el cuerpo asimila sin dificultad. De ahí que el margen terapéutico no haya podido establecerse aún, pues supera el 1 a 70, y bien podría seguir más allá. Los efectos de dosis medias se prolongan de 4 a 6 horas, y los de dosis altas hasta 8.

Efectos subjetivos

En dosis leves y medias, la psilocibina es como una LSD más cálida, menos implacable en la lucidez interna, con una capacidad visionaria no inferior a la mescalínica. Si la LSD invoca finalmente experiencias de muerte y resurrección, la psilocibina llama más bien a experiencias de amar y compartir, acompañadas por altos grados de libertad en la percepción.

Las visiones más complejas y nítidas, más suntuosamente acabadas, las he tenido usando esta sustancia, tanto en forma vegetal como sintética. He contemplado paisajes de indescriptible profundidad y detalle, con ojos que me producían la sensación de no haber *enfocado* nunca antes. La última vez —hace pocas semanas— esa prodigiosa capacidad de foco se manifestaba alternativamente con los ojos cerrados y abiertos, ante el más bello crepúsculo que recuerdo.

Sin embargo, la experiencia quizá modélica ocurrió hace años, con mi mujer, cuando compartimos el fármaco una noche de verano. Nos abrazamos en postura fetal —respirando uno el aliento del otro— y así estuvimos hasta el alba, casi absolutamente inmóviles. Pronto la fusión amorosa desvaneció cualquier diferencia entre el tú y el yo; ya no éramos dos seres sino uno solo, el andrógino primigenio, ante el que se abrían escenarios sin tiempo. El lado femenino se sumergió en visiones geométrico-siderales, dotadas de una refulgente animación. Más tenebroso, el lado masculino reprodujo algo similar al *Triunfo de la muerte* pintado por Bruegel, pero no con esqueletos sino con seres parecidos a los del Bosco, que se enzarzaban en una batalla naval desde barcos ingentes, maniobrando sobre aguas como vino. Sin embargo, ese cuadro apocalíptico no producía terror; ni dejaba por un instante de ser algo ofrecido ante todo al entendimiento. Finalmente la visión del lado masculino y la del femenino convergieron otra vez, en el paisaje de la vida infinita que acunaba nuestra pequeña unidad. Fue entonces, rayando ya el día, cuando cruzamos las primeras palabras.

Naturalmente, nada asegura la dicha. En situaciones inadecuadas, hasta individuos que tienden a tener buenos «viajes» pueden verse inmersos en trances duros, o incluso muy duros, donde sólo defiende la entereza de querer saber. Lo común a psilocibina, mescalina y LSD —y aquello por lo cual se dice que ejercen un efecto «impersonalizado», poco acorde con los intereses del yo cotidiano— es no ofrecer lo que uno acostumbra o quiere mirar, sino algo sentido como *lo que hay realmente*, aderezado o no por el oropel de cuadros fantásticos.

Como sucede con los sueños, imágenes y emociones pueden no casar a primera vista; pero un análisis de su divergencia disuelve esa ajenidad. El efecto visionario podría explicarse suponiendo que estas sustancias permiten saltar del estado de vigilia al onírico sin el paso intermedio que borra sentido crítico y memoria; se alcanzaría así un sueño rigurosamente despierto, activo, y no sólo la pasiva duermevela del opio y sus derivados, con un contacto a plena luz del consciente y el inconsciente. Esta hipótesis encuentra apoyo en el hecho de que los neurotransmisores norepinefrina y serotonina (marcadamente análogos a LSD, mescalina y psilocibina) se consideran responsables de la inducción al reposo con sueños.

Por último, cabe añadir que psilocibina u hongos psilocibios producen la misma animación de lo inanimado que sus afines en potencia visionaria. Todo respira, todo está vivo, y lo inorgánico brilla por su ausencia. Esta certeza es máxima y constante con LSD, pero acompaña siempre también, en mayor o menor medida, la ebriedad mescalínica y psilocibínica.

Principales usos

Las indicaciones hechas antes sobre ambiente y medidas preparatorias se aplican puntualmente a hongos psilocibios. El ayuno es especialmente recomendable desde la noche previa al día en que haya de verificarse la administración, para lograr máximos efectos con mínimas dosis.

No he visto nunca reacciones de pánico ni disociación en tomas singulares o colectivas, sino todo lo contrario. Pero mi experiencia con este fármaco es muy inferior —en número— a la que puedo aportar con respecto a la LSD, y considero excelente el consejo de R. G. Wasson: «Si tiene la más leve duda, no pruebe los hongos». En caso de probarlos, le convendrá tener en cuenta que la buena miel es un tónico excelente; una cucharada de té cada par de horas mejora o mantiene el estado psicofísico, al igual que sucede con LSD y mescalina.

De estos tres fármacos, la psilocibina es quizá el más próximo a ánimos voluptuosos. Pero coincide con ellos en potenciar sobre todo formas «genitófugas» o globales de la libido. No es, desde luego, un estimulante genital, aunque —como sus hermanos en el efecto— pueda producir experiencias eróticas únicas, superiores por imaginación, hondura y potencia a cualquier otra ebriedad.

5. Ayahuasca, iboga, kawa

Hay bastantes plantas silvestres con alcaloides del grupo bencénico o pertenecientes al de las triptaminas, y los etnobotánicos han descrito varias culturas ligadas al consumo de alguna. Esto es muy frecuente en América desde el sur del Río Grande, y algo menos en Oceanía y África, así como en ciertas zonas de Asia. Sin ánimo de agotar un campo de perfiles no cerrados aún, mencionaré las menos desconocidas.

La *Amanita muscaria*, esa seta de tallo níveo con caperuza roja, generalmente jaspeada por puntos blancos, que figura en todos los cuentos de hadas, constituye el principal fármaco visionario de muchas tribus siberianas desde tiempos remotos. Probablemente por influencia del cristianismo, que hubo de combatir cultos paganos ligados a su uso, esta amanita se incluye en el elenco de las venenosas (junto a la *phaloides* y otras muy tóxicas), pero no se conoce un solo caso de sobredosis mortal debido a ella. Su principio activo es el muscimol, y he oído distintas versiones sobre su efecto. Algunos mantienen que produce una ebriedad parecida a la de los hongos psilocibios. Otros —de los que me fío más— dicen que induce primero un sopor profundo, y sólo luego un estado a caballo entre la sedación y las visiones, parecido al de la ergina o amida del ácido lisérgico.

Hay varias plantas que contienen IMAOS naturales, como harmina o harmalina. Es el caso de la ruda en Europa, y de especies tropicales como la liana *Banisteriopsis caapi*, llamada muchas veces yagé y ayahuasca. Análogo en muchos sentidos a la iglesia aborigen del peyote, el rito ayahuasquero —practicado originalmente en las cuencas del Orinoco y el Amazonas— ha cobrado alas en la última década, gracias sobre todo a la iglesias y sectas de origen brasileño, cuyos fieles han aumentado espectacularmente, y empiezan a consolidarse en Europa y Estados Unidos. Sus ceremonias periódicas de comunión con el fármaco les proporcionan trances visionarios que hasta ahora no han sido objeto de represión, pues los vehículos botánicos empleados por sus chamanes no figuran en las listas de drogas controladas o prohibidas.

Sin embargo, cometeríamos un grave error creyendo que el aborigen llama ayahuasca o yagé a simples extractos de un IMAO natural, comparable en efectos —y toxicidad— a los actuales estimulantes de acción lenta vendidos por nuestras farmacias para tratar la depresión. La sagacidad química del indio desborda con mucho un remedio semejante. Lo consumido de modo ritual como ayahuasca añade a esa liana extractos de otras varias plantas —como la *Psychotria viridis*—, cuyo denominador común es contener dimetiltriptamina (DMT), una sustancia de gran potencia visionaria. Los IMAOS de la *Banisteriopsis* sirven para que plantas ricas en DMT resulten activas oralmente, porque la DMT sólo despliega sus efectos por vía de inyección o fumada, y en esos casos apenas dura cinco o diez minutos; pero los chamanes descubrieron —hace un tiempo inmemorial— que si se combinaba con IMAOS naturales no sólo podía beberse, sino otorgar una experiencia mucho más prolongada, y menos abrupta psíquicamente.

El resultado es un brebaje de toxicidad mínima y eficacia máxima. En vez de tratar la depresión con IMAOS artificiales en dosis altas, cotidianamente, hasta conseguir una impregnación de todos los tejidos, el ayahuasquero se administra semanal, mensual o anualmente una pequeña cantidad de IMAO combinada con un fármaco visionario, para provocar un trance sin riesgos orgánicos, que —entre otras cosas— combate la depresión. Analizada químicamente, una mezcla habitual entre chamanes del río Purús, por ejemplo, viene a contener 40 miligramos de IMAO y 25 miligramos de DMT. El desanimado paciente de un psiquiatra puede estar tomando 200 o 300 miligramos de IMAOS, día tras día.

Lo equivalente en África a la iglesia peyotera y la brasileña del Santo Daime es el culto bwiti, establecido en Guinea, Gabón y Camerún, que parece defenderse cada vez mejor de las misiones cristianas e islámicas. Su vehículo de comunión es un cocimiento extraído del árbol *Tabernanthe iboga*, que contiene un alcaloide indólico (la ibogaína). Sólo he realizado dos experiencias con extractos de iboga; la primera, empleando una cantidad que se reveló insuficiente para inducir visiones, produjo efectos estimulantes que se prolongaron casi dos días. La segunda, con un tercio más, indujo visiones borrosas, opacas en contraste con las de LSD, mescalina o psilocibina, y prolongó sus efectos tres días. En ambos casos quedé agotado, con la sensación de que la ibogaína era más adecuada para la dotación psicofísica de un fang guineano que para alfeñiques occidentales como yo. Me pareció también que podría afectar gravemente al corazón y a otros órganos, pálpito confirmado luego por dos casos —uno de muerte y otro de intoxicación casi fatal— ocurridos en Europa.

Polinesia y Micronesia utilizan el kava o yagona —un extracto de las raíces del árbol *Piper methysticum*— en contextos tanto lúdicos como ceremoniales. Es un fármaco que en dosis no muy altas funciona como sedante eufórico, muy agradable y hasta cierto punto similar a cantidades mínimas de MDMA. En dosis muy altas algunos atribuyen al kava actividad visionaria, aunque no puedo confirmarlo a partir de mis propias administraciones. Parece también que por encima de cierta cantidad (800-1.200 miligramos de dihidrometisticina, su principio más activo) pueden producirse alergias cutáneas. Varios laboratorios alemanes, y herboristas norteamericanos, han comercializado hace poco esta droga como «ansiolítico» y «euforizante sin resaca».

6. Fármacos recientes

Por lo que respecta a productos de síntesis, es imposible pasar revista al enorme número de sustancias con perfil psiquedélico que investigan actualmente químicos de universidades y laboratorios *underground*. Hace ya décadas se difundió DMT sintética, pronto clasificada como «trip del ejecutivo» por la brevedad de su efecto, que permite sumirse en un formidable trance durante cinco o diez minutos, y retornar al trabajo como si tal cosa. Fumada en pipas de cristal, poniendo una gota en la punta de un cigarrillo, o inyectada, esta sustancia provoca visiones tan fantásticas que es casi imposible mantener una relación verbal con otros, y —desde luego— mantenerse de pie, o siquiera sentado en ángulo recto. Mi única experiencia con DMT no fue decepcionante, aunque tampoco memorable. El molesto gusto del fármaco (de olor muy parecido a la naftalina) dio paso a cierto baile de luces, con tenues vapores que brotaban del suelo; cerrar los ojos presentó animales fantásticos, amplificados hasta lo grotesco. Antes de poder decidir si se trataba de insectos nuevos, mirados a través de un telescopio, el efecto remitió bruscamente. No noté reacciones secundarias de ningún tipo. Fueron 20 miligramos, absorbidos en una sola calada de pipa.

Una sustancia interesante es la ketamina —(RS)-2-(2-clorofenyl)-2-(metilamino)ciclohexan-1-ona—, comercializada aquí como *Ketolar* para empleos anestésicos. Al igual que sucede con las benzodiacepinas, la ketamina tiene dos bandas dispares de acción, dependiendo de las cantidades; dosis altas (2 miligramos por kilo de peso en vía intravenosa o 10 miligramos/kilo en vía intramuscular) producirán anestesia por disociación durante un período breve, entre 5 y 25 minutos. Pero dosis bajas o muy bajas (0,2 a 1 miligramo respectivamente) inducirán experiencias visionarias de notable intensidad, durante una o dos horas, que pueden oscilar de lo beatífico a lo terrorífico y, según dicen, poseen una capacidad hasta ahora inigualada para suscitar el concreto viaje de la pequeña muerte. De hecho, han aparecido ya algunos estudios sobre el particular, de los cuales parece deducirse que la ketamina no sólo es útil como vehículo de excursión psíquica profunda, sino para contribuir a que sujetos con pocas perspectivas de larga vida, o abrumados en exceso por la angustia anticipadora de su propia muerte, se preparen para aceptar sin supersticiones el último trance.

Mi experiencia con ketamina es bastante limitada. Tras varios ensayos con dosis insuficientes —siempre por vía oral—, una noche (usando 15 miligramos) logré alcanzar umbrales significativos. El trance duró como una hora, quizá un poco menos, y comenzó con la sensación de que el cuerpo había quedado de alguna manera atrás; comprendí por qué una droga semejante era operativa en anestesia, y pensé que bien podrían operarme entonces de apendicitis: me resultaba indiferente el organismo, sin duda por la magnitud de las modificaciones sensoriales. Poco después estaba sumido en un mundo de coordenadas no terráqueas; vientos de velocidad próxima al sonido, atmósferas lo bastante frías para que los gases se licúen, horizontes de grandiosa extensión. De algún modo, el planeta había cambiado su forma esférica por una plana y presentaba los confines al revés, hacia arriba, como se adhieren los bordes del agua a algún recipiente.

La fijeza de la visión, no menos que su extraordinaria nitidez, provenían del juego entre vientos inconcebiblemente fuertes y temperaturas inconcebiblemente frías; un humanoide se mantenía en medio de aquellos parajes desérticos con largas guedejas negras desplazadas violentamente por el huracán, pero al mismo tiempo paralizadas por la ausencia de calor, semejantes a estalagtitas dispuestas en línea horizontal. Lo demás eran rocas, luces y fluidos; el mundo vegetal resultaba cristalográfico cuando la mirada lo sometía a su escrutinio.

Esta excursión por otras tierras me cogió volviendo del cuarto de baño, donde había devuelto un sorbo de cerveza y un pequeño trozo de queso recién ingeridos. Pero los esfuerzos por caminar eran patéticos. Una masa algodonosa apresaba los pies, forzando a moverse sobre arenas movedizas. No tenía a mano otro apoyo que una especie de columna, y me así a ella. Fue entonces cuando mi acompañante empezó a hacer preguntas (recuerdo en particular una: «¿Qué es para ti sustancia?»), mientras la columna se convertía en un chorro de fuego blanco, o un rayo, que se hundía hasta lo insondable y se prolongaba hacia arriba sin límites también. Creo haber dicho que sustancia traducía «gratitud», con una voz gutural que tardó eternidades en hacerse audible. El fuego no quemaba, aunque brillara por su ausencia cualquier elemento acogedor, y estar asido a él concedía algo semejante a un bastón, en el seno mismo de la extrañeza.

Cuando recobré dimensiones más humanas, vi que mi acompañante sólo había tomado parte de su dosis. Mientras me retiraba a reposar se lo hice ver:

—Si bebes el resto, ata bien los machos.

Al salir de aquella habitación reparamos ambos en una luz maravillosamente azul sobre cierta mesa. Resultó ser un cirio, que tras quemarse había empezado a incendiar su inmediato entorno, aunque nosotros vimos una señal centelleante, cargada de misteriosas significaciones.

Luego supe que mi amigo bebió el resto de su dosis, y cayó dormido casi al momento. Media hora después fue despertado por la tremenda intensidad de sus sueños. Pero no se trataba de sueños. Una eternidad más tarde, cuando uno de mis hijos se preparaba el desayuno, logró arrastrarse hasta él con una mezcla de temor y alivio, no sabiendo bien con qué se topaba. Tras mirarle largamente, parece que dijo:

—¡Un humano! ¡Ah, he atravesado la experiencia absoluta!

El viaje ketamínico no indujo resaca, pero tampoco deseos de repetir. Fue una temeridad celebrarlo sin alguien sobrio, como pueden celebrar una excursión con LSD o mescalina quienes estén ya acostumbrados a tales experiencias. Que no hubiera un incendio, ni nos rompiéramos la crisma tratando de caminar, son favores atribuibles a la bondad de los dioses. A mi juicio, es un fármaco demasiado espeso, que reduce a mínimos la coordinación muscular y proporciona una experiencia espiritual ambigua. Aunque las cosas se recuerdan, falta capacidad para mantenerse en un estado «psiquedélico» propiamente dicho, donde las visiones no interfieran con una aguda conciencia crítica. Yendo más al fondo, falta también la profunda erotización de uno mismo y lo otro, que convierte los sentimientos de extrañeza en una experiencia de amor oceánico, o —cuando no alcanzamos el amor— en una experiencia de pasaje por el calvario de estar vivo sin su apoyo.

Creo, por tanto, que su empleo dependerá de que se mantenga o no la actual prohibición, pues mientras la ketamina siga siendo legal y la LSD ilegal algunos psicoterapeutas usarán lo primero sencillamente para no correr riesgos extrínsecos. Supongo que en el futuro —más bien remoto que próximo— haré algún otro autoensayo, con dosis superiores y alguien sobrio a mi alrededor.

Para terminar con este fármaco, es interesante tener presente que no sólo posee dos bandas distintas de acción, dependiendo de la cantidad administrada, sino un efecto enteramente dispar cuando es objeto de administración cotidiana. En este último caso funciona más bien como una mezcla de alcohol y sedantes de farmacia. Hace años conocí a un adicto de ketamina que se la inyectaba varias veces al día; era un pobre diablo, acosado por síntomas secundarios muy molestos, que jamás obtenía visiones de la droga.

Otro fármaco de notable capacidad visionaria es la TMA, primera fenetilamina totalmente sintética, descubierta por Shulgin en 1961. 100 miligramos son una dosis leve, y 250 una dosis alta. Sus efectos se parecen a los de mescalina o LSD. El principal inconveniente de la TMA es que genera casi siempre náuseas al comienzo de la experiencia, por lo cual algunos suelen ingerirla con dramamina o cualquier otra droga antimareo. Mi familiaridad con la TMA se limita a una ocasión, empleando algo menos de 200 miligramos, y no constituye un buen punto de referencia, porque ni a mi mujer ni a mí nos fue posible evitar el vómito; hicimos ambos grandes esfuerzos para retrasarlo, pero antes de media hora teníamos el estómago vacío. Supongo, pues, que asimilamos como la mitad de esa dosis. Con todo, el fármaco es más noble o propiamente psiquedélico que la ketamina; no produce incoordinación muscular, preserva intacta la conciencia crítica y posee cuatro o cinco veces más duración en el efecto. Nuestra experiencia duró aproximadamente siete horas, con un clímax entre la segunda y la tercera.

Atendiendo a potencia absoluta, ninguna droga visionaria iguala a la DOM o STP, otra fenetilamina sintética descubierta por Shulgin en 1963, que en términos químicos es 2,5-dimetoxi-4-metilanfetamina. Si bien la LSD posee bastante más actividad (atendiendo a la cuantía de producto por kilo de peso), la DOM sume al usuario en un trance no sólo tres o cuatro veces más duradero, sino considerablemente más intenso también. Ninguna droga descubierta hasta ahora invoca paraísos e infiernos comparables, y ninguna asegura en medida pareja una extraordinaria experiencia espiritual. «Espiritual» no debe tomarse aquí como mero adjetivo, porque con el espíritu nos las habernos, desnudos de toda otra cosa, al internarnos en dosis medias o altas.

Bastan 2 o 3 miligramos para inducir un viaje de diez horas, con gran estimulación general y algunas modificaciones perceptivas, donde lo más notable es la capacidad para concentrarse en cualquier cosa o idea. Dosis medias —entre 5 y 6 miligramos— producen ya una fantástica explosión sensorial e introspectiva, que se prolongará más de quince horas. Dosis altas —entre 7 y 10 miligramos— provocarán infaliblemente una excursión psíquica excepcional, durante 20 o 24 horas. Es de la mayor importancia tener en cuenta que los efectos se hacen esperar mucho —hasta dos y tres horas con dosis leves—, pues los acostumbrados a otras drogas visionarias de alta potencia tenderán a creer que el producto se ha desactivado o sólo está presente en cantidades ínfimas. Nadie debe dejarse llevar por ese pálpito, antes de que pasen al menos cuatro horas desde la primera administración.

También merece reseñarse que la DOM es la droga psiquedélica con desarrollo de tolerancia más rápido. Cinco voluntarios —ampliamente experimentados en otros fármacos visionarios— recibieron 6 miligramos durante tres días seguidos, y la tercera administración no produjo efecto alguno en dos sujetos, mientras otro llegó a dormirse durante la experiencia. Los restantes mencionaron una acción «moderadamente fuerte», cuando el primer día coincidían en considerar que se hallaban ante la droga más potente jamás probada.

El nombre, STP, con el que se introdujo en el mercado negro a mediados de 1967, contiene las siglas de tres expresiones: *Serenity, Tranquility, Peace*; *Super Terrific Psychedelic* y *Stop The Police*. Su difusión incontrolada provocó episodios graves, ya que los secantes donde apareció inicialmente contenían hasta 20 miligramos. Dada la lentitud inicial de su acción, bastantes personas acostumbradas a consumir LSD llegaron a doblar y triplicar cantidades tan descomunales. Las consecuencias —largas fases de terror, episodios paranoicos y otros trastornos psicóticos— se vieron agravadas por el hecho de que ningún centro hospitalario sabía cómo tratar casos semejantes, y el empleo masivo de neurolépticos resultó a veces contraproducente.

Las consideraciones previas no son ociosas, teniendo en cuenta que hay DOM en el mercado negro, y algunos químicos clandestinos sintetizan hoy esta sustancia con menos dificultades que la suave MDMA o análogos suyos. Las muestras que he visto recientemente son papeles secantes con las letras STP y SE, pero no es descartable que aparezcan partidas sin esa especificación. Cuando no se trate de LSD, el usuario hará bien evitando tomar más de medio secante la primera vez, sin administrarse el otro medio hasta pasadas cuatro horas. Las muestras que llegaron a mi poder contenían —a mi juicio— una dosis entre 5 y 8 miligramos, quizá más bien lo segundo, pues su acción se prolongó durante casi veinte horas, con abrumadora intensidad en algunos momentos.

Si tuviera que pronunciarme sobre el empleo de esta sustancia, renovaría lo ya expuesto a propósito de otros psiquedélicos mayores, añadiendo que aquí hacen falta a la vez más osadía y más cautela todavía. Con un cálido ser humano a nuestro lado compartiendo viaje, es probable que la gloria desborde largamente el horror; pero será preciso ir venciendo las muy diversas formas donde el horror decida manifestarse. Si eso llegara a suceder, la experiencia bien puede marcar un hito en la vida. Habrá otorgado un cambio de perspectiva, un contacto profundo con los sentidos del mundo.

Quizá la droga visionaria con mayor futuro entre las de diseño sea otro hallazgo de Alexander Shulgin, bautizado por él con las siglas 2C-B (abreviatura de la 4-bromo-2,5-dimetoxifenetilamina). Sintetizada por primera vez en 1973, sus efectos han venido siendo estudiados desde entonces por un pequeño grupo experimental, cuya amabilidad me permitió acceder a algunas dosis en 1992. Al año siguiente obtuve unas pocas más, aunque esos autoensayos —siempre compartidos— son insuficientes para emitir un juicio en verdad informado sobre la sustancia. Con todo, ciertos extremos sí se encuentran bien establecidos ya, y otros logré verificarlos por mí mismo.

Sencilla y barata de elaborar, la 2C-B comienza a ser activa hacia los 5 miligramos, y alcanza su límite razonable poco después. Tan estrechos márgenes hacen que 12 miligramos sean una dosis leve, 20 miligramos una dosis media y 30 miligramos una dosis alta. El viaje dura de 4 a 8 horas.

Basta doblar la dosis alta para caer en viajes excesivos hasta para el psiconauta más avezado, semejantes a los peores de STP aunque mucho más breves; la mayor sobredosis registrada por ahora —con 100 miligramos— sumió al sujeto en un estado de terror que no llegó a la hora y media, para convertirse luego en una experiencia descrita como «maravillosa». Por otra parte, la sobredosis de 2C-B no es, según Shulgin, somática; las visiones y ánimos evocados por el fármaco a partir de los 40 miligramos inclinan hacia formas más o menos agudas de miedo, pero las constantes orgánicas siguen funcionando de modo satisfactorio.

Estas características configuran una droga algo anómala, que otorga experiencias de tipo psiquedélico, pero presenta también cierto parentesco con sustancias de las llamadas «entactógenas», como la MDMA y sus muchos análogos, cuyo efecto es derribar obstáculos al contacto con otros. Aúna así el viaje espiritual en sentido amplio —al estilo de la LSD o la STP— con una desinhibición de sentimientos más prosaicos, ligados a la sensibilidad inmediata. Abriendo a la vez puertas de la percepción y del corazón, promueve un rendimiento genital raras veces alcanzado con ninguna droga del grupo visionario, y menos aún con los llamados entactógenos.

Como sucede con la marihuana de alta potencia, podemos no darnos cuenta de su capacidad para evocar lujuria, pero basta una situación favorable para que los ánimos se orienten hacia allí con fluidez. Usando 2C-B el contacto resultará mucho más intenso, y hasta cabe hablar de una específica propensión a obtenerlo. Según Shulgin, «si acabásemos descubriendo alguna vez un afrodisíaco eficaz, probablemente tomará como pauta la estructura 2C-B».

Naturalmente, estas propiedades de la 4-bromo-2,5-dimetoxifenetilamina son escandalosas. Algunos verán en este fármaco el verdadero y más horrendo demonio, el Anticristo revelado sólo a medias por euforizantes como la heroína o la cocaína; otros, menos alarmados por el placer sexual, piensan que es una promesa de cura o alivio para sádicos y masoquistas, cuyo rasgo común es anticipar una insensibilidad (en el otro o en ellos mismos), y superarla con vejaciones o tormentos.

Tras veinte años sin un accidente fatal o siquiera desequilibrador psíquicamente con esta droga, en Estados Unidos ha sido prohibida en 1993, y a principios de 1994 ya había cápsulas en el mercado negro con los nombres genéricos de *nexus* y *afro*, así como episodios de intoxicación aguda. Todavía es legal en los demás rincones del mundo, donde no existe aún mercado negro; pero los norteamericanos suelen guiar al resto en este terreno.

No habrá apenas riesgo si el usuario se mantiene en márgenes de 12 a 24 miligramos, tomando en cuenta que dentro de esa franja bastan pequeñas adiciones —de 3 a 4 miligramos— para inducir notables cambios. Pero ¿qué posibilidades hay de mantener mínima prudencia con una droga de mercado negro, adulterada y mitificada por eso mismo? Como preveo casos de mal viaje (si llegara a caer bajo un régimen de prohibición), me limito a recordar al insensato —o al engañado por algún proveedor— que su consuelo es la brevedad del trance: en una hora aproximadamente habrá vuelto, y es recomendable que se cargue de entereza entre tanto. Al fin y al cabo, hay cierta justicia poética en no salir indemne de tonterías, sobre todo cuando las dicta el deseo de ser Venus o estar a solas con ella.

Queda por añadir que la 2C-B se potencia en combinación con MDMA y sus análogos. Bastarán dosis muy leves de uno y otro fármaco —digamos 7 y 40 miligramos respectivamente— para inducir notables experiencias, durante más de seis horas. Algunos afirman que una sinergia idónea se logra tomando 2C-B cuando comienza a declinar el efecto de la MDMA, si bien en mi caso funcionó muy satisfactoriamente la mezcla de ambas drogas desde el comienzo. Alterné la más pura lujuria con fugaces apariciones de *Alien, el octavo pasajero*, mientras mi compañera fue visitada tan sólo por goces carnales. En contrapartida, mientras ella dormía pude escribir algunas páginas, que están entre las más serenas de mi vida.

Más potencial erótico todavía parece tener uno de los últimos hallazgos de Shulgin (la 5-metoxi-N,N-diisopropiltriptamina), cuya abreviatura es 5-MeO-DiPT. Activa oralmente desde los 6 miligramos, su margen de seguridad es aún más estrecho que el de la 2C-B, pues Shulgin no recomienda superar los 12. Sus efectos, de naturaleza psiquedélica, se prolongan de 4 a 6 horas. Quienes han experimentado con el fármaco consideran que supera con creces a la 2C-B como afrodisiaco genital. Por otra parte, una usuaria comenta que el efecto tuvo para ella algo de «incómodo», y que «su único alivio fue practicar el sexo». Sin duda, se trata de un fármaco tan prometedor como insuficientemente estudiado.

Incapaz de agotar un catálogo formado por más de mil fenetilaminas y triptaminas psicoactivas ya diseñadas, mencionaré la salvinorina —alcaloide de la *Salvia divinorum*, una planta bastante común en México— por ser una de las drogas visionarias más recientes, aislada por primera vez en 1994, y también la única de esta familia tan activa como la LSD, pues bastan algunas gammas o millonésimas de gramo para quedar sumido en extrañas experiencias.

Jonathan Ott, uno de sus descubridores, se encuentra aún en fase de autoensayos, hechos a base de aumentar 10 millonésimas cada vez. Tuve el honor de acompañarle hace poco, fumando algo invisible por mínimo en una pipeta de laboratorio, y a los dos segundos fui raptado por un estado inefable, que se desvaneció como al minuto. En esencia, resultó una experiencia de encapsulamiento, de retirada a un mundo totalmente insólito. La dosis —60 o 70 gammas— nos dejó convencidos de rozar apenas los umbrales de su acción, y de que en cantidades mayores su efecto bien podría entonces producir pánico, dada la radical rareza de aquello donde uno cae.

Curioso resulta que la *Salvia divinorum* —salvia de los adivinos— la usen ciertos chamanes mexicanos mascando sus hojas, y que algunos occidentales hayan atravesado por ese medio enormes ebriedades. Más curioso todavía es que dichos chamanes coincidan en considerar la planta como algo traído no hace mucho a sus tierras «desde fuera», y para nada autóctono como el peyote o los hongos psilocibios. Pero es de esperar que tanto enigma se acabe despejando con algo más de estudio, etnobotánico y farmacológico en sentido estricto.

Epílogo

«Comprensión es dominio».
G. W. F. Hegel

La cuerda que sirve al alpinista para escalar una cima sirve al suicida para ahorcarse, y al marino para que sus velas recojan el viento. Seguiríamos en las cavernas si hubiésemos temido conquistar el fuego, y entiendo que aquí, como en todos los demás campos de la acción humana, hay desde el primer momento una alternativa ética: obrar racionalmente —promoviendo aumentos en la alegría— y obrar irracionalmente, promoviendo aumentos en la tristeza; una conducta irreflexiva acabará haciéndonos tan insensibles a lo buscado como inermes ante aquello de lo que huíamos. De ahí que sea *vicio* —mala costumbre o costumbre que reduce nuestra capacidad de obrar— y no *dolencia*, pues las dolencias pueden establecerse sin que intervenga nuestra voluntad, pero los vicios no: todo vicio jalona puntualmente una rendición suya.

Otra cosa es que presentar el uso de drogas como enfermedad y delito haya acabado siendo el mayor negocio del siglo. Llevado a su última raíz, este negocio pende de que las drogas no se distingan por sus propiedades y efectos concretos, sino por pertenecer a categorías excéntricas, como artículos vendidos en tiendas de alimentación, medicinas y sustancias criminales. Una arbitrariedad tan enorme sólo puede estimular desorientación y usos irreflexivos.

Tras lo arbitrario está la lógica económica de dos mercados permanentes, uno blanco y otro negro. Esta dicotomía aleja la perspectiva de que el campo psicofarmacológico se racionalice alguna vez, con pautas de precio, calidad y dispensación que le quiten a las drogas —a las drogas en general— su naturaleza de puras mercancías. Salvo raros casos, como los vinos y licores realmente buenos, apenas hay productos de mercado blanco capaces de subsistir bajo condiciones de clandestinidad; sin embargo, al incluir los más deseables en el mercado negro se aseguran superdividendos para sucedáneos autorizados, mientras se multiplica el margen de beneficio para originales prohibidos. Otra cosa no explotaría a fondo las posibilidades del ramificado negocio, que juega con una baraja en la mesa y otra en la manga.

En nuestra cultura sólo el alcohol, el café y el tabaco se han refinado hasta niveles de artesanía, ofreciendo al usuario un amplio margen de elección entre calidades y variantes. Además de inducir continuas mutaciones genéticas, las bebidas construyen y destruyen, desatan ternura y desatan ira, acercan y alejan a los individuos de lo que son y de sus seres amados y odiados. Más modesto en dones —sin un Dioniso-Baco, generoso y cruel como patrono— el café despierta y apoya el esfuerzo de la vigilia, contrarresta el embotamiento vinoso y sólo pasa la factura del insomnio, sumada a trastornos cardíacos, gástricos y hepáticos. El tabaco, quizá la más adictiva de las drogas descubiertas, sigue tentando a quienes lo abandonaron lustros y décadas después, presto a devolver esa imperceptible sedación/estimulación ligada a una coreografía de gestos y pequeñas servidumbres (encendedor, cenicero, paquete, una mano inútil por ocupada) que llenan los instantes vacíos de cada momento vivido.

A lo que aclaré en las páginas iniciales de este libro sólo puedo añadir que rechazar el *index farmacorum prohibitorum* me ayudó en el camino del autoconocimiento y el goce, a veces mucho, aunque no lo bastante pronto como para rehuir algunos de los fármacos promovidos. Mi hábito son los cigarrillos; y si falta el tabaco en lo antes examinado fue porque no me siento imparcial, sino vicioso. Como las demás drogas me resultan prescindibles, poseen un valor espiritual incomparablemente más alto.

Sólo hace poco comprendía que la nicotina es una droga esencialmente benéfica, eficaz para prevenir o mitigar varios males (entre ellos el de Alzheimer), cuyos efectos adversos no derivan de ella, sino de los alquitranes aparejados a ingerirla en forma de pipas, cigarros o cigarrillos, mediando una combustión.

Lícita o ilícita, toda sustancia capaz de modificar el ánimo altera la rutina psíquica, y rutina psíquica se confunde a menudo con cordura; vemos así que el abstemio acude puntualmente al psiquiatra para recibir camisas de fuerzas químicas —los decentes neurolépticos—, y la sobria dama a recibir como ansiolíticos unos toscos simulacros del opio. Sin embargo, no conozco catadores de vino que sean alcohólicos, ni gastrónomos que devoren hasta la indigestión. Lo común a ambos es convertir en arte propio una simple costumbre de otros.

A pesar de sus promesas y sus realidades, la actual bioquímica no puede por sí sola encontrar o recobrar la vida, como tampoco —o más bien mucho menos— pueden lograrlo la dietética o la gimnasia. Pero esa evidencia no la omite el proyecto de una ilustración farmacológica. La omite precisamente quien alimenta tinieblas, y en su cinismo sugiere como «paraíso» (culpable o inocente) alguna ebriedad. Caras de una misma moneda imaginaria, ni el paraíso ni el infierno hacen justicia a esa humilde pero real aventura de sufrir y gozar los deseos, a medio camino siempre entre la resignación y el cumplimiento.

La ilustración observa ciertos compuestos que —empleados razonablemente— pueden otorgar momentos de paz, energía y excursión psíquica. Su meta es hacerlos cada vez más perfectos en sentido farmacológico, y a quien los usa cada vez más consciente de su inalienable libertad. En otras palabras, su meta es la más antigua aspiración del ser humano: ir profundizando en la responsabilidad y el conocimiento.

www.ingramcontent.com/pod-product-compliance
Lightning Source LLC
Chambersburg PA
CBHW030624220526
45463CB00004B/1408